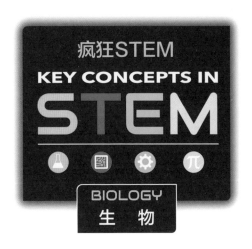

疯狂STEM
KEY CONCEPTS IN
STEM

BIOLOGY
生 物

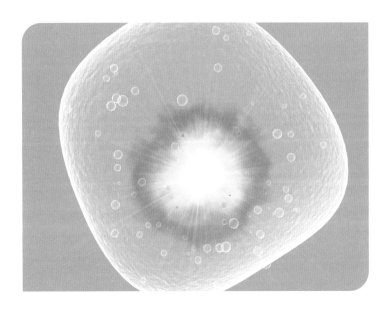

植物和微生物
PLANTS, MICROORGANISMS, AND FUNGI

英国 Brown Bear Books 著

朱明原 译

尹玉峰 审校

电子工业出版社
Publishing House of Electronics Industry
北京·BEIJING

Original Title: BIOLOGY: PLANTS, MICROORGANISMS, AND FUNGI

Copyright © 2020 Brown Bear Books Ltd

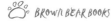

Devised and produced by Brown Bear Books Ltd,

Unit 1/D, Leroy House, 436 Essex Road, London

N1 3QP, United Kingdom

Chinese Simplified Character rights arranged through Media Solutions Ltd Tokyo

Japan (info@mediasolutions.jp)

本书中文简体版专有出版权授予电子工业出版社。未经许可，不得以任何方式复制或抄袭本书的任何部分。

版权贸易合同登记号　图字：01-2021-6689

图书在版编目（CIP）数据

植物和微生物 / 英国 Brown Bear Books 著；朱明原译 . —北京：电子工业出版社，2022.9
（疯狂 STEM. 生物）
ISBN 978-7-121-42741-1

Ⅰ . ①植… Ⅱ . ①英… ②朱… Ⅲ . ①植物－青少年读物 ②微生物－青少年读物 ③真菌－青少年读物 Ⅳ . ①Q 49 ②Q939.49 ③Q949.32-49

中国版本图书馆 CIP 数据核字（2022）第 038626 号

审图号：GS 京（2022）0457 号
本书插图系原文插图。

责任编辑：郭景瑶
文字编辑：刘　晓
特约编辑：郭　遐
印　　刷：北京利丰雅高长城印刷有限公司
装　　订：北京利丰雅高长城印刷有限公司
出版发行：电子工业出版社
　　　　　北京市海淀区万寿路 173 信箱　邮编：100036
开　　本：787×1092　1/16　印张：20　字数：608 千字
版　　次：2022 年 9 月第 1 版
印　　次：2022 年 9 月第 1 次印刷
定　　价：188.00 元（全 5 册）

凡所购买电子工业出版社图书有缺损问题，请向购买书店调换。若书店售缺，请与本社发行部联系，联系及邮购电话：（010）88254888，88258888。
质量投诉请发邮件至 zlts@phei.com.cn，盗版侵权举报请发邮件至 dbqq@phei.com.cn。
本书咨询联系方式：（010）88254210，influence@phei.com.cn，微信号：yingxianglibook。

"疯狂STEM" 丛书简介

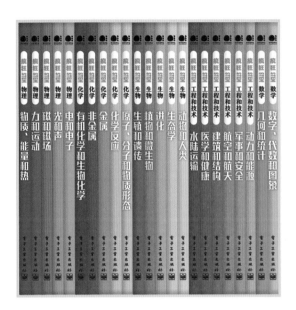

STEM是科学（Science）、技术（Technology）、工程（Engineering）、数学（Mathematics）四门学科英文首字母的缩写。STEM教育就是将科学、技术、工程和数学进行跨学科融合，让孩子们通过项目探究和动手实践，以富有创造性的方式进行学习。

本丛书立足STEM教育理念，从五个主要领域（物理、化学、生物、工程和技术、数学）出发，探索23个子领域，努力做到全方位、多学科的知识融会贯通，培养孩子们的科学素养，提升孩子们实际动手和解决问题的能力，将科学和理性融于生活。

从神秘的物质世界、奇妙的化学元素、不可思议的微观粒子、令人震撼的生命体到浩瀚的宇宙、唯美的数学、日新月异的技术……本丛书带领孩子们穿越人类认知的历史，沿着时间轴，用科学的眼光看待一切，了解我们赖以生存的世界是如何运转的。

本丛书精美的文字、易读的文风、丰富的信息图、珍贵的照片，让孩子们仿佛置身于浩瀚的科学图书馆。小到小学生，大到高中生，这套书会伴随孩子们成长。

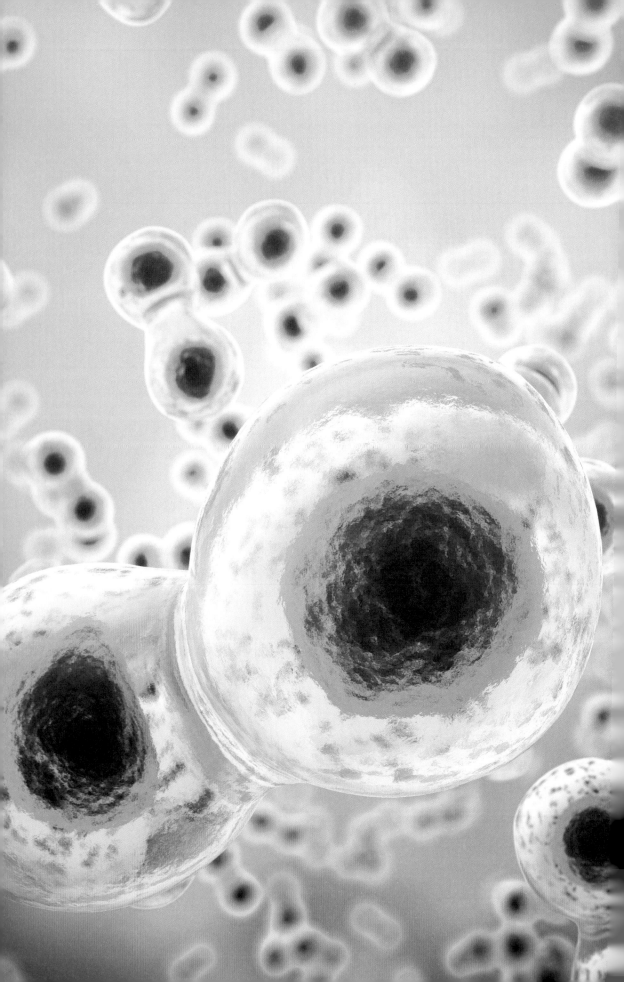

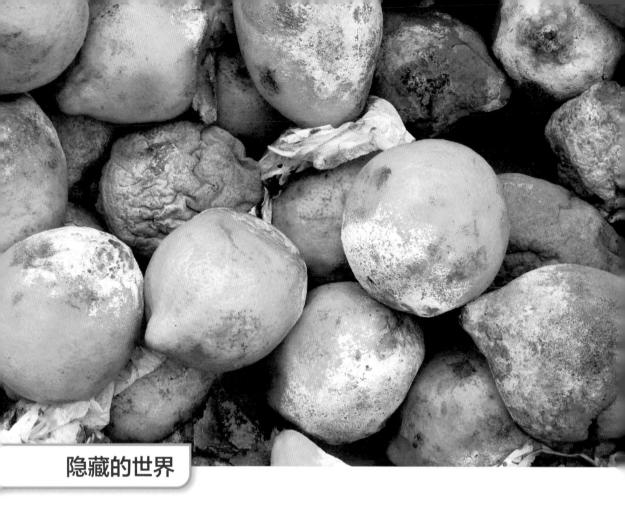

隐藏的世界

微生物无处不在。尽管在不借助显微镜的情况下我们的肉眼无法看到它们，但我们的四周确实生存着数以亿计的微生物。它们可以在陆地、海洋，甚至是很深的地底生存。

微生物可以在任何极端环境中生存，可以在接近沸点的火山温泉中，也可以在寒冷刺骨的极地冰原中，可以上到高山之巅，也可以下到海沟之深。它们同样也可以在所有动植物的体表和体内生存。虽然微生物是简单的生命形式，但它们对地球上的生命来说是必不可少的。

最主要的微生物种类有细菌和原生生物。细菌是单细胞生物。人们通常会认为它们是危险的，会导致疾病，但事实上大部分细菌是无害的。很多种类的细菌可以分解

空气中的细菌导致这些柠檬腐烂。柠檬表面那些可见的霉斑其实是在柠檬内部生长的真菌的子实体。

包括人类肠道里面的食物在内的有机物质。

原生生物包括特定种类的藻类、变形虫、黏菌，以及多种多样的浮游生物（在水中漂浮的生物）。原生生物的种类很多，并且大部分的亲缘关系很远。有些原生生物可以像小型动物那样到处移动，有些则更像植物，还有一些原生生物在生命的某一阶段像动物，而在另一阶段像植物。

微生物的重要性

虽然有些微生物可以导致严重的疾病，如肺结核和艾滋病，但是微生物群体对于地球生态系统来说十分重要。没有它们，生命就不可能存在。

肉眼是无法看到微生物的，因为它们实在太小了。人们常常因为它们太过微小而忽略它们的重要性，但其实它们起着各种各样的作用。有些微生物可以像植物一样自我合成食物；有些则会像动物那样捕猎，它们其实更多是在分解和回收死去的动物残骸；有些微生物和植物很类似。漂浮在海洋中的微生物尤其重要。它们和真正的植物一样，能够利用阳光中的能量将水和空气中的二氧化碳转化为食物和氧气。这种转化过程被称为"光合作用"。这些微生物是其他微生物的食物，位于食物链的底层。这条食物链向上还有鱼类、鲸类，甚至人类。很多原生生物和植物很像，通常被称为"藻类"。如果是单细胞的，则会被称为"微藻类"。并不是所有被称为"藻类"的微生物都有亲缘关系。

微生物和人类

面包、酒和奶酪的制作都需要微生物的帮助。工业上或是生物技术上对于微生物的使用，不仅包括药物、溶剂（可以溶解物

科学词汇

藻类： 各种各样与植物类似的微生物。有些是单细胞生物，有些是多细胞生物。

光合作用： 植物利用阳光中的能量，将水和二氧化碳转化为有机物并释放氧气的过程。

原生生物： 一般情况下是指拥有细胞核和其他细胞器的单细胞生物，也包含部分多细胞生物。

质的液体）和一些种类的塑料的制造，还包括喷洒攻击昆虫的蛋白质来防治虫害，以及使用生物学手段来清理污染。生物化学、遗传学及分子生物学等科学领域的很多发现，均来自对细菌和病毒的研究。同样的，这些研究还帮助科学家研发出了很多用于基因工程的技术。

图中的这些硅藻是生活在海洋中的单细胞微生物。它们有着由玻璃状骨骼组成的复杂形状，因而形成了各种美丽的图案。

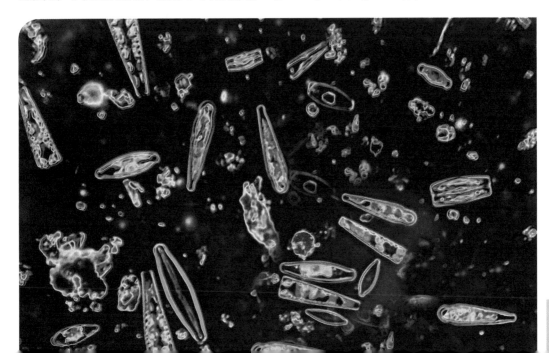

细菌

有些细菌的确会导致疾病，但事实上，大部分细菌在动物的消化系统中起着很重要的作用。有些细菌还会参与氮循环。

地球上的细菌比其他任何一种形式的生命都要多。它们生活在空气中、水中、泥土中，以及动植物的体内。有些细菌可以在十分严酷的环境中生存，因为这些环境和早期生命诞生时的地球的环境类似，所以它们很有可能和地球上最初的生物十分相像。

提起细菌，人们通常会联想到致病菌。然而，能够导致霍乱、肺结核及淋病（一种性传染病）等疾病的细菌其实只占整个细菌世界的极小部分。

细菌对于地球上生存的生物来说有着很多重要的功能，比如，维持地球的大气层，分解腐烂物质，并将其中包含的营养元素重新释放到环境中。它们还可以在动物的肠道中帮助动物消化食物。

参与氮循环则是细菌的另一个重要功能。植物正常生长需要氮元素。泥土中的细菌可以将空气中的氮气转化为硝酸盐和亚硝酸盐，以使植物可以吸收这些氮元素。这种氮的转化过程被称为"固氮作用"。

细菌在美国黄石国家公园内含硫高温的温泉池中仍然可以生存。图中我们看到的黄色就来自细菌体内的色素。

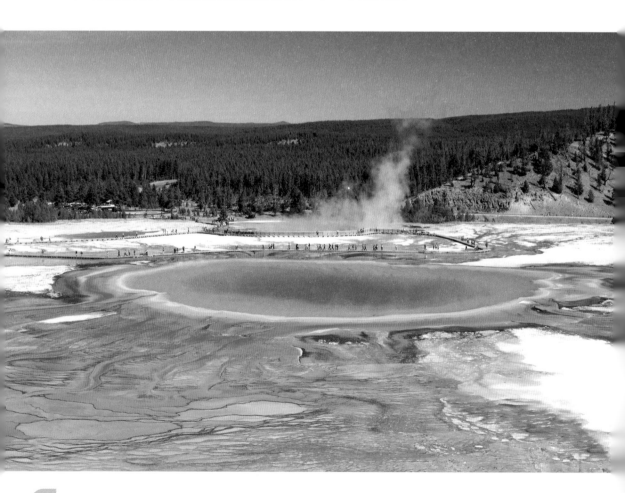

细菌的类型

细菌有不同的形状和大小，最常见的细菌有杆形细菌、球形细菌、螺旋形细菌及逗号形细菌。

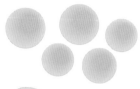

球形细菌被称为"球菌"。它们可以单独存在，也可以相互联结形成长链或块状结构。

杆形细菌被称为"杆菌"。

螺旋形细菌可以单独存在，也可能联结在一起形成长链。它们被称为"螺旋菌"。

逗号形细菌呈弯曲的杆状结构。它们被称为"弧菌"。

大小和结构

人类的身体里有数以亿计的细胞，而每个细菌一般只有一个细胞。细菌可能只有几纳米长，也可能达到 0.75 毫米长。因为即使最大的细菌，我们也无法用肉眼看到，所以细菌学家（研究细菌的科学家）会通过显微镜来观察细菌。所有细菌都是单细胞生物，但有些种类的细菌会联结在一起形成丝状物或线状物。这些丝状物或线状物是可以直接用肉眼观察的。即使群体生活的细菌，它们各自细胞中的成分也是相互独立的。一个典型的细菌细胞要比动植物的细胞简单得多。细菌细胞的大小通常不到动植物细胞的百分之一。然而，的确存在一些例外。人们可以用肉眼看到一个相对巨大的细菌——费氏刺尾鱼菌。这种细菌生存在刺尾鱼的肠道中，以鱼类消化过的食物为食。

分类

细菌早在 35 亿年前便已出现。它们分成了两个类别：真细菌和古细菌。这两类细

细菌类别

细菌可以分为两个主要的类别——真细菌和古细菌。真细菌更为古老。科学家并不确定古细菌是何时从真细菌中分化出来的。这次大的分化可能发生在 30 亿年前，但也有可能距现在近得多。一些科学家认为，这次分化发生在 8.5 亿年前。两个主要的细菌类别又可以进一步细分成数个主要的群体。

菌在结构和代谢（它们进行生命活动的方式）上有着显著的差异。"古细菌"这个名字容易让人产生误解，实际上，真细菌比古细菌还要古老。科学家对于包括绝大多数已知细菌在内的真细菌的研究，要比对古细菌的研究深入得多。

迄今为止，科学家已经辨认出了地球上大概 5000 种不同的细菌。然而，这还只是冰山一角，还有数以百万计的细菌没有被发现。细菌有各种各样的形状，包括杆形、球形、螺旋形及逗号形。科学家通常会根据

细菌的遗传特征（它们从前代那里继承来的特征）和能量来源来对它们进行分类。古细菌经常生活在别的生物无法适应的环境中。这些栖息地包括嗜盐菌居住的盐质环境、嗜热菌居住的炎热环境，以及像沼泽、湿地、河口的泥沙内部这样的缺氧环境。生存于缺氧环境中的细菌被称为"厌氧菌"。人们会使用厌氧菌来降解污水和其他废物。类似的细菌也生存在包括人类在内的动物的肠道中。它们会在那里帮助动物分解食物。

嗜盐菌生存在含盐量极高的环境（如美国犹他州的大盐湖）中。这种细菌色素含量较高，呈现出紫色或红色。极端嗜热菌可以生活在温度非常高的区域（如深海中的海底热泉）。硫化叶菌就是一种嗜热菌。它们生活在黄石国家公园内高温含硫的温泉中，以分解含硫物质的方式来获取能量。

真细菌

生物学家利用遗传学研究将真细菌分成几个主要的类别。真细菌包含一些维护地球大气层必不可少的细菌种类。举例来说，蓝细菌可以产生氧气，并将氮元素转化为其他生物可以利用的形式。蓝细菌是细菌中最为古老的几种之一。生物学家相信，可以产生氧气的蓝细菌改变了地球的大气层成分，从而使像动物这样依赖氧气的生物得以出现和繁殖。

不同种类的细菌对氧气有着不同的反应。好氧菌偏好氧气充足的环境。和动物一样，好氧菌需要足量的氧气进行呼吸（产生能量）。对于厌氧菌来说，氧气就是毒药。

革兰氏染色

细菌可以通过一种被称为"革兰氏染色"的染色技术进行区分。这项技术是以它的发明人、丹麦医生汉斯·克里斯蒂安·革兰（1853—1938年）的名字命名的。革兰氏阳性菌会在革兰氏染色时被染成紫色。革兰氏阴性菌则不会被染色。革兰氏染色的原理在于不同细菌的细胞表面结构不同。当细菌的外表层含有一种被称为"肽聚糖"的化学物质时，它就是革兰氏阳性菌。革兰氏阴性菌的外表层含有较少的肽聚糖，且比革兰氏阳性菌多了一层可以阻止染料进入的外层膜。革兰氏阴性菌也因此拥有了对抗生素（杀死细菌的药物）的耐药性。

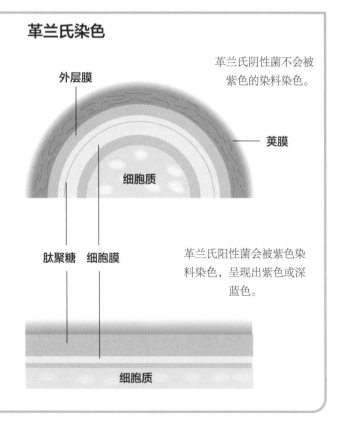

革兰氏阴性菌不会被紫色的染料染色。

外层膜

荚膜

细胞质

肽聚糖　细胞膜

革兰氏阳性菌会被紫色染料染色，呈现出紫色或深蓝色。

细胞质

细菌和食物生产

　　细菌在食物生产中被广泛应用。细菌可以用来发酵食物，改变食物的特性，使其更加美味、更易消化、口感更好。发酵是一个天然的化学反应过程。在发酵过程中，诸如细菌和酵母（真菌）这类微生物，会在无氧环境中将食物中的糖类分解，以获取自身的能量。奶制品、面包、醋和酱菜这些我们每天享用的食物的生产都离不开细菌。牛奶在包括乳酸杆菌、明串球菌及链球菌在内的可以产生乳酸的细菌的帮助下，可以发酵形成奶酪、酸奶和酸奶油。细菌可以提升食物的口感，甚至可以延长食物的保质期。有些奶酪可以在室温下保存几个月。

　　厌氧菌偏好淤泥深处这样的无氧环境。不是所有的细菌都是好氧或厌氧的。有些细菌虽然偏好有氧环境，但在氧气稀缺的环境中也可以生存。

营养

　　细菌和其他生物相似，也需要能量和营养素来生长和繁殖。有些细菌可以像动物一样代谢葡萄糖等分子，它们被称为"异养菌"。典型的异养菌包括以腐烂物质为生的细菌。

　　可以自己产生能量的细菌被称为"自养菌"。自养菌可以分成两大类：一类是光能自养菌，利用阳光中的能量来制造食物；另一类是化能自养菌，利用环境中的化学物质来制造食物。这两种自养菌制造食物的方式比较相似。

　　光能自养菌通过光合作用将二氧化碳转化为食物。硫化叶菌这类化能自养菌使用

细菌细胞的结构

　　这幅插图展现了杆形细菌的细胞结构。坚硬的细胞壁将整个细胞包裹在内。细胞膜环绕在细胞质和DNA外侧，起到支撑的作用。DNA存在于被称为"质粒"的小型环状结构中。细菌通过摆动它们的鞭毛来移动。

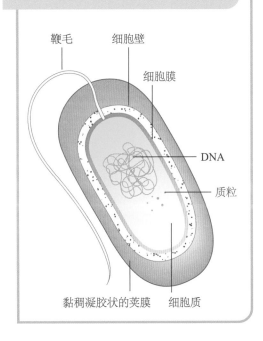

鞭毛　　细胞壁
细胞膜
DNA
质粒
黏稠凝胶状的荚膜　　细胞质

的是化学物质中的能量，而非阳光中的能量。很多化能自养菌生活在2000米深的海底。这些细菌生活在永恒的黑暗之中，依赖海底热泉释放出的硫等化学物质来为自身提供能量。有些细菌既可以自养，也可以异养。这些细菌既可以像动物一样利用它们在环境中遇到的食物，也可以像植物一样使用光能或化学能来为制造食物。

细菌细胞的结构

　　细菌的细胞比动植物的细胞简单得多。细菌细胞内填充着一种被称为"细胞

质"的胶状液体。细胞质被一层柔软的细胞膜包裹着，而细胞膜的外面还环绕着一层坚硬的细胞壁。细胞壁在维持细胞基本形状的同时，也控制着进出细胞的物质，从而使细菌免于膨胀和破裂。真细菌的细胞壁中含有一个厚实的纤维网络。该纤维网络增强了细胞壁的强度。有些细菌会有一层黏稠的荚膜，能起到进一步的保护作用。这层荚膜可以防止细菌失水过多或被白细胞摧毁。荚膜是通过让细菌细胞变得光滑的方式来保护其免于被白细胞攻击的。

动植物细胞和细菌细胞的一个关键区别就在于有无细胞核。动植物细胞中都有包含了 DNA 的细胞核。细菌细胞中没有细胞核，它的 DNA 是以一个松散区块中裸露分子的形式存在于细胞质中的。这个区块有时被称为"核质体"或"拟核"。

质粒和内含子

动植物细胞中的 DNA 分子是附着于蛋白质上的，但细菌细胞中的 DNA 分子是裸露的。很多细菌还拥有一种被称为"质粒"的小型环状 DNA。质粒中一般只有几个基因，并不是主要 DNA 的一部分。它们会独立地进行复制。

古细菌的 DNA 和其他细菌的 DNA 不同。有些古细菌的 DNA 中含有被称为"内含子"（无用的 DNA）的片段。有些内含子可以生成控制蛋白质合成时间和方式的物质。其他细菌的 DNA 中没有内含子，而很多动植物细胞（真核生物）的 DNA 中有内含子。

动植物细胞内部还有被称为"细胞器"的微型器官。细胞器具有产生能量等功能。细菌细胞可能也具备类似的功能，但其

青霉素的发现

和其他很多科学突破一样，青霉素的发现完全出于偶然。亚历山大·弗莱明（1881-1955年）当时是一位在伦敦工作的苏格兰生物学家。他的实验室里摆满了各种瓶瓶罐罐。1928年，弗莱明出去度假。出发前他并没有清洗之前用于细菌培养的平板。当他回到实验室时，他发现其中一个平板上长出了霉菌，而这种霉菌可以分泌一种能杀死四周细菌的物质。弗莱明将这种物质命名为"青霉素"。

他在之后进行了实验，但始终无法纯化青霉素。其他科学家最终在20世纪40年代早期成功完成了青霉素的纯化。到第二次世界大战（1939-1945年）末期，青霉素已经在战场上挽救了成千上万名受伤士兵的生命。它在之后得到了广泛的应用。

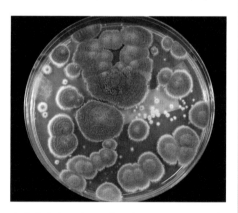

青霉素作为一种抗生素，来源于一种叫作"青霉菌"的霉菌。1928年，弗莱明首次发现了青霉素。

细菌的分裂繁殖

细菌通常通过二分裂的方式进行繁殖。单个细菌（**1**）会先复制自身的DNA，然后进行细胞分裂（**2**）。每一个子细胞都拥有相同的DNA（**3**）。每一个子细胞都会再次分裂，从而产生四个细菌（**4**）。

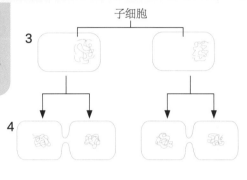

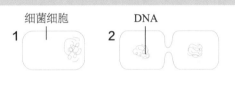

结构要简单得多。细菌的细胞质中除被称为"核糖体"的小颗粒外，并没有其他细胞器。核糖体是细胞中合成蛋白质的机器。

在真核生物体内，被称为"线粒体"的细胞器通过呼吸作用来产生能量。植物体内有一种被称为"叶绿体"的细胞器，可以通过光合作用从阳光中获取能量。细菌则是在它们的细胞膜上为自身产生能量的。

细菌的繁殖

生物要么进行有性生殖，要么进行无性生殖。细菌的繁殖方法就是一种被称为"二分裂"的无性生殖。一个细胞分裂，形成两个相同的子细胞。子细胞继续分裂，之后产生的细胞也会分裂，分裂过程就这样一直延续下去。二分裂使得细菌的群体数量可以每20分钟翻一倍。每次细胞分裂时，DNA的复制都有可能出现细小的错误，这些错误被称为"突变"。像细菌繁殖这样的快速繁殖，可以使突变在世代中快速地积累起来。

突变使细菌可以快速地进化成新的种类。这也就意味着它们可以快速地建立对抗生素的耐药性。所有的致病菌都属于真细菌。有些细菌，如分枝杆菌，可以侵入人体组织，引起肺结核，甚至导致人死亡。有些细菌，如导致霍乱的霍乱弧菌（*Vibrio cholerae*），可以分泌影响感染者的危险毒素。沙门氏菌（*Salmonella*）的外层膜上也有毒素。上面提到的这些细菌都可以快速传播，很容易造成大量人死亡。

科学词汇

抗生素：微生物生命过程中产生的具有生理活性的物质或人工合成的类似物，在低浓度下有选择性地抑制或干扰其他生物的正常生命活动，而对其自身无害。

细胞质：细胞核之外、细胞膜之内的原生质，包括基质、细胞器和包含物。

细胞器：细胞内具有特定形态、结构和功能的亚细胞结构。

质粒：染色体外能够进行自主复制的遗传单位。

核糖体：由核糖体核酸与蛋白质结合而成的细胞器，是合成蛋白质的重要场所。

原生生物

原生生物是一大类微生物的合称，它包括变形虫、单细胞藻类和黏菌。一些原生生物是以浮游的方式生存的（浮游生物），另一些则是寄生性的，可能十分危险，它们是地球生态系统的重要组成部分。

变形虫可能是所有微生物中最出名的几种之一。这种斑点状的爬行生物长久以来一直作为原始生物的一种象征，但其实变形虫是高度特化适应的生物，它们隶属于原生生物。原生生物具有不同的种类，大部分是单细胞生物。原生生物既可以是海洋中数不尽的微小生物，也可以是像疟原虫这样的危险生物。它们是地球生态系统的重要组成部分。

进化和细胞结构

20亿到15亿年前，地球上发生了一件大事，那就是真核细胞出现。所有的真核细胞都拥有被膜包覆的细胞核（细胞的控制中心）。所有的植物、动物、真菌及原生生物都是由真核细胞构成的。最早的生命形式是由与现存的细菌（真细菌和古细菌）很相似

的细胞组成的。不同的原核细胞组合在一起形成了最早的真核细胞。经过一百多万年的进化，真核细胞组合在一起并进化出了动物和植物这样的多细胞生物。不过，还是有很

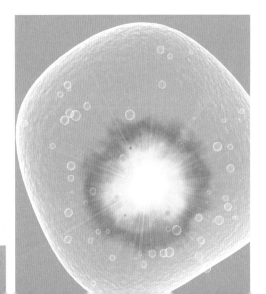

这张电脑生成的图片展示了变形虫的样貌。它是一种单细胞原生生物，可以通过改变自身的形状进行移动。

多真核细胞维持了相对简单的形态，并且被归类为原生生物。

　　原生生物包含了很多不同的生命形式。它们之间的亲缘关系可能十分遥远。对于这类生物的一个常见定义，就是所有不能被归类于动物、植物或真菌的真核生物。尽管大部分原生生物是单细胞生物，但有些还是能够聚集在一起形成群落的。不是所有的单细胞生物都是微观的，也有不少种类可以直接用肉眼观察到，海洋中的一些原生生物的身体长度甚至能达到数厘米。

生命的挑战

　　和其他复杂的生命一样，原生生物同样面临着很多基本的生存挑战，包括获取食物、繁殖，以及在捕食者和环境的压力下保护自己。不同的是，在大多数情况下，它们只能利用自身的单个细胞来面对挑战。很多原生生物会在不适宜生存的条件下用保护性的外壳将自身包裹起来，并可以在其中存活数年之久。

光合作用

　　根据原生生物获取食物的方式，可以将它们分为三大类：和植物类似的、和动物类似的，以及和真菌类似的。和植物类似的原生生物包括绿藻、硅藻、半数以上的鞭毛藻，以及一些其他群体。它们可以像植物一样进行光合作用。光合作用是利用阳光中的能量将水和二氧化碳转化为有机物的过程。可以进行光合作用的原生生物体内含有叶绿体。这种细胞器（细胞内的迷你器官）含有被称为"叶绿素"的绿色色素。叶绿素可以捕获阳光中的能量。绿藻中含有和植物体内

小试牛刀

打造你自己的原生生物乐园

　　观察在小水坑中生长的微型生命。

1. 在一个透明罐子中加入三分之二的冷水，这样你就拥有了一个人工的水坑。
2. 收集一些新鲜的、开始腐烂的树叶和青草。将它们撕碎并沉入之前准备好的冷水中。再抓一把泥土加入其中。用力地摇晃水罐或者搅拌里面的水，使所有放入的东西混合均匀。
3. 把罐子放置在可以晒到阳光的窗户附近。大概7~10天，水中就会出现大量的微生物。你可以通过放大镜来观察这些微生物。

不要喝这些水，它们对身体有害。

你可以看到什么？

- 罐子底部的一层金色或棕色的物质是由硅藻组成的。
- 罐子底部的一些黏糊糊的斑点是由原生生物组成的。
- 绿藻可以把水变绿，也会在水的表面形成长而纤细的线状物。
- 鞭毛藻会把水变成粉红色。

一样的叶绿素。其他原生生物则含有不同的叶绿素。这些不同的色素可以帮助原生生物在缺乏光照的环境中（如海洋内部）捕获阳光中的能量。

进食

　　一些和动物类似的原生生物可以利用黏液或是像筛子一样的毛发从水中过滤出细小的食物颗粒。其他的原生生物则能够将大得多的颗粒整个吞下。举例来说，变形虫就可以改变自身的形状，产生被称为"伪足"

原生生物的主要类型

变形虫

和动物类似，在移动过程中不断改变自身形状。有些变形虫之间的亲缘关系并不紧密。一部分变形虫会在身体外部形成保护性外壳。

鞭毛虫

一个较大的种类，包含很多彼此并不相关的原生生物。只要是拥有鞭毛结构（用于移动的长鞭状结构）的原生生物，都可以归类为鞭毛虫。典型的例子有甲藻和眼虫。有些鞭毛虫和植物类似，有些则和动物类似。

眼虫

单细胞的鞭毛虫。有些眼虫可以在自身制造食物和捕食其他细胞的模式之间切换。眼虫的近亲包括锥形寄生虫（简称"锥虫"），它可以引起神经系统非洲锥虫病（昏睡病）。

甲藻

拥有两根鞭毛及由纤维素组成的保护性装甲的原生生物。甲藻是浮游生物的重要组成部分，也是赤潮形成的主要原因。甲藻既有类似于植物的特征，也有类似于动物的特征。

纤毛虫

在细胞膜上有很多毛发状细小保护结构（纤毛）的原生生物，它们和动物类似。纤毛虫是所有单细胞生物中最复杂的几种之一。草履虫（Paramecium）就是一种纤毛虫。

硅藻

一种类似于植物的原生生物。它们可以利用硅石（一种和玻璃很像的矿物质）形成复杂的保护壳。硅藻也是浮游生物的重要组成部分。

孢子虫

对于寄生类原生生物的传统分类。一个典型的例子是引起疟疾的疟原虫。

有孔虫

类似于动物，通常生活在海洋中。有孔虫既可以在海洋中浮游，也可以在海底定居。它们有着精致的保护壳。保护壳的材质通常是白垩状的碳酸钙。

绿藻

和植物类似，在淡水体系中有着重要作用。绿藻包含一些单细胞物种，同时也包含水绵这类丝状的多细胞藻类。绿藻是陆生植物的祖先。

放射虫类和太阳虫类

内部为球形，外部呈放射状的原生生物。这个类别下的原生生物之间亲缘关系并不紧密。太阳虫类主要生活在淡水区域，放射虫类主要生活在海洋中。

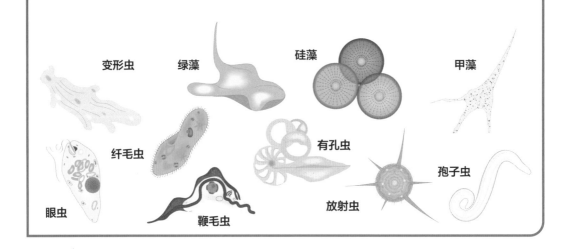

变形虫　绿藻　硅藻　甲藻　纤毛虫　有孔虫　孢子虫　眼虫　放射虫　鞭毛虫

的延伸结构，来靠近并包围猎物。它们也会使用伪足来进行移动。向一个方向伸出伪足可以帮助变形虫身体的其他部分向这个方向移动。原生动物可以采用食物泡的形式将食物颗粒吞噬进细胞体内。食物泡是一个由膜包裹的小型容器，可以充当临时胃。和动物类似的原生生物可以吃掉其他的原生生物，以及细菌、小型的多细胞生物，甚至一些更大生物的卵。

移动

很多单细胞原生生物，甚至是那些和植物类似的单细胞原生生物，都可以到处移动。有些原生生物可以通过长鞭状的鞭毛，或者相对较短的纤毛来游动。原生生物的鞭毛可以像鳄鱼的尾巴那样快速摆动来推动身体。纤毛则通过像波浪一样的荡漾来形成推动身体移动的水流。鞭毛和纤毛都是细胞膜的延伸部分。一些原生生物会将带有纤毛的细菌固定在它们身体的外侧，以帮助它们移动。不会游泳的原生生物则通过其他多种多样的方式来进行移动。有些像蠕虫一样蠕动，有些则使用黏液（一种湿滑的物质）来使自己平稳地滑行，还有些则会利用伪足。

繁殖

单细胞原生生物最常见的繁殖方式是简单的细胞分裂。有时候细胞会均匀地分成两半，形成完全相同的后代，这两个后代都可以被称为"子细胞"。在其他情况下，主细胞上会分离出一个小芽孢，它会长成一个新的细胞。有些原生生物会一次性分裂出很多小的后代。

如果一个细胞有外骨骼，它的一个子细胞可能会获得全部的外骨骼，也有可能两个子细胞平分原来的外骨骼。不同的物种会出现不同的情况。上面提到的这些繁殖方式都是无性生殖，因为只存在一个亲本，且所有的后代都和亲本完全一致。

生态

原生生物，尤其是那些微小的种类，在地球的生态系统中发挥着十分关键的作用。它们在海洋、淡水、土壤中大量存在，也大量生存于其他生命的身体表面。有些种类的原生生物在浸水的污泥这样的缺氧环境中也能茁壮生长。在沙漠的岩石内部或是寒冰之中，也存在着原生生物。它们是浮游生物的重要组成部分。硅藻、甲藻和其他与植物类似的原生生物利用阳光来制造食物。其他海洋生物都依赖这些食物存活。很多原生生物是其他原生生物或小型动物的食物，而这些动物又会成为食物链上层生物的食物。

和植物类似的原生生物的生长依赖于水中营养元素的丰富程度。诸如北大西洋这样的冷水海域，通常要比那些热带的炎热海

甲藻类浮游生物可以小到 2 微米，也可以大到 2000 微米。它们依靠两条鞭毛来推动自身在海洋中游动。

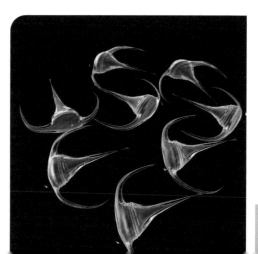

生物发光

当一些居住在水中的原生生物探测到水的流动时，它们就会发光，这种现象被称为"生物发光"。这是一种对潜在的夜间捕食者的反应。通过发光，这些原生生物可以让捕食者暴露在其他生物的视野中，从而让其他生物攻击或者吓退这些捕食者。作为在海洋中生活的浮游生物，甲藻经常是生物发光的来源之一。

域更适合它们生长。这是因为暴风雪和洋流可以将不同区域的海水混合在一起，使得营养元素得以循环。因此，北大西洋在春季经常会发生浮游生物爆发性生长。

原生生物的伙伴

很多原生生物会和其他种类的生物生活在一起，形成较为紧密的共生关系。通常情况下，共生对于双方都是有益的。比如，鞭毛虫可以将白蚁肠道内的木材分解。如果

没有它们的原生生物伙伴，这些昆虫根本无法以木材为食。

在某些情况下，一个原生生物会生活在另一个原生生物或是更大型的生物体内。比如，浮游生物中的放射虫会将其他和植物类似的原生生物吞入体内，而这些被吞入的原生生物在放射虫体内仍能存活。很多种类的绿藻和甲藻会在诸如蛤蜊、珊瑚这样较大的生物体内生存。造礁珊瑚的生存依赖于一种生活在其组织内被称为"虫黄藻"的甲藻。这些原生生物可以帮助珊瑚建造珊瑚礁，并为珊瑚提供一些食物。诸如海水污染，或者海水温度升高这类的生存压力，会导致珊瑚的好搭档死亡，从而导致珊瑚白化。珊瑚白化在全世界范围内都有出现，已成为一个普遍问题。

有些时候，原生生物和它们同伴的关系是寄生性的。原生生物会生活在宿主的体表或体内，不断消耗宿主。很多原生生物是动植物或者其他原生生物的寄生虫。有些居住在宿主的消化系统中，窃取宿主的食物，

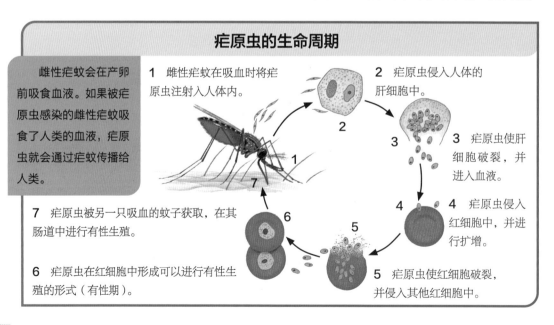

疟原虫的生命周期

雌性疟蚊会在产卵前吸食血液。如果被疟原虫感染的雌性疟蚊吸食了人类的血液，疟原虫就会通过疟蚊传播给人类。

1 雌性疟蚊在吸血时将疟原虫注射入人体内。

2 疟原虫侵入人体的肝细胞中。

3 疟原虫使肝细胞破裂，并进入血液。

4 疟原虫侵入红细胞中，并进行扩增。

5 疟原虫使红细胞破裂，并侵入其他红细胞中。

6 疟原虫在红细胞中形成可以进行有性生殖的形式（有性期）。

7 疟原虫被另一只吸血的蚊子获取，在其肠道中进行有性生殖。

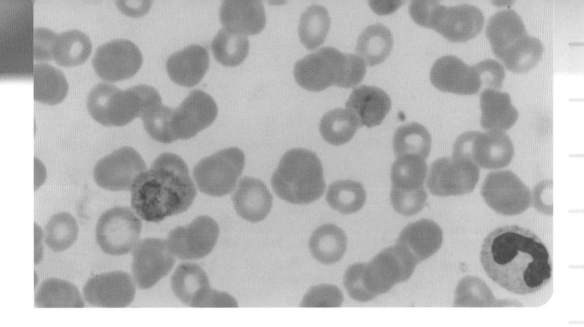

疟原虫会在如图所示的红细胞中进行分裂，导致患者出现反复的高热症状。

这种方式危害较小。而另一些原生生物则生活在宿主的细胞或组织中，会使宿主患上严重的疾病。

原生生物和疾病

只有少数几种原生生物会引起人类的疾病。这些疾病包括可以致死的疟疾、美洲锥虫病（恰加斯病）和神经系统非洲锥虫病。其他危险的原生生物还包括一种可以引起痢疾（一种影响肠道的疾病）的变形虫，以及可以感染生殖器官，被称为"阴道毛滴虫"（Trichomonas）的鞭毛虫。

疟疾已经困扰了人类数千年。疟疾的英文名称malaria来自拉丁语中的bad air，意思是不好的空气。过去人们相信，在疟疾最为常见的低洼地区，恶臭的空气就是该疾病的成因。事实上，在那里进行繁殖的蚊子才是真正传播疟疾的罪魁祸首。科学家在1898年证实了这一点。疟疾目前仍然是世界上最严重的传染病之一。疟疾在热带地区每年都会导致超过50万人死亡，其中很多是儿童。引发疟疾的原生动物叫作"疟原虫"，它有着相对复杂的生命周期。疟疾的症状包括严重的发热和发冷。

科学家试图找到控制疟疾和其他致死性热带疾病的疫苗。然而，到目前为止，大部分原生生物对现有的疫苗存在很好的耐药性。到疟疾肆虐的国家旅行的人们会吃一种可以杀死疟原虫的药物，但若长期服用，可能会损害人体健康。因此，这种药物是无法让当地居民服用的。同时，引发疟疾和类似疾病的原生动物已经开始出现对这些药物的耐药性，使得药物的效果大打折扣。

科学词汇

生物发光： 生物自身产生光亮的现象。

叶绿素： 参与叶绿体内光合作用的绿色色素。

真核细胞： 细胞核具有明显的核被膜所包围的细胞。细胞质中存在膜相细胞器。

寄生虫： 依赖另一种生物（宿主）获取食物，并对宿主造成危害的生物。

捕食者： 以捕食其他动物为生的动物。

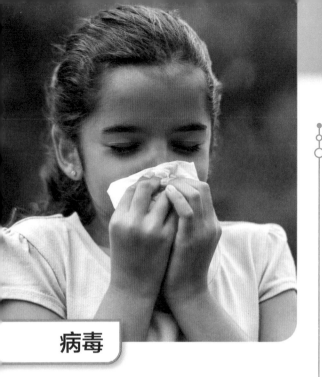

病毒

病毒的结构相对简单，通常由被蛋白质外壳包裹的遗传物质片段（DNA或RNA）组成。科学家一直在争论病毒是否可以被称为"生物"。

病毒因为可以引起诸如天花、黄热病及获得性免疫缺陷综合征（艾滋病）这类严重疾病而为人熟知。这些微小的寄生性生命其实影响着整个自然界。

病毒要比细菌和原生生物这类单细胞生物小得多。动物、植物、细菌和真菌在它

名字背后的故事

甲肝病毒、乙肝病毒及丙肝病毒都可以导致人类患上肝脏疾病，但它们其实并不相关。甲肝病毒和脊髓灰质炎病毒属于同一个科，丙肝病毒和黄热病病毒相关，而乙肝病毒则属于另一个不同的病毒科。然而，这3种病毒都可以导致危险的肝炎（肝脏的炎症）。丙型肝炎的危险性比另两种肝炎更高，这是因为到目前为止还没有针对它的疫苗。

常见的感冒就是由病毒引起的。这种病毒可以在人们打喷嚏时进行人与人之间的传播。冠状病毒就是用这种方式传播的。

们生存的过程中持续地受到病毒的威胁。和其他生物不同，病毒并没有细胞结构，而是由一套被保护性蛋白质外壳包裹的遗传物质组成的。

病毒无法独立生存和繁殖。它们需要进入细胞中，并且控制细胞的行为。它们使细胞从正常的细胞功能转换到生产病毒的模式。这些细胞被称为"宿主细胞"。

生物书中曾经写道："病毒并不是真正的生命。"在活细胞外，它们通常处于不活跃、没有任何生化活动的状态，它们甚至可以变成晶体并被长期保存。换句话说，它们的行为很像一些种类的寄生虫，会根据环境条件的改变来进行调整和进化。这也使得它们能够在宿主细胞中扩散和繁殖。

病毒在现代生物学中变得越来越重要。很多关于细胞和基因的研究都是通过对病毒的研究完成的。它们对于基因工程技术的发展有着非常重要的作用。

对病毒的分类

要弄清楚病毒之间的亲缘关系并不容易，对它们的基因序列的研究为我们提供了一些新的线索。传统分类依赖的信息包括生物的大小和形状，以及病毒中含有的遗传物质种类（DNA或RNA）。目前科学家将病毒分为大概70个科。动物病毒包括痘病毒科（天花病毒和其他相关病毒）和小RNA病毒科。痘病毒是大型的含DNA病毒。小RNA病毒是小型的含RNA病毒。小RNA病毒科包括了脊髓灰质炎病毒和大部分引起

病毒的内部

任何病毒的内部都是一组基因，它们指导病毒的生存和繁殖（产生更多的同种病毒）。和其他的生命形式不同，很多病毒中的基因都由RNA，而非DNA构成。

病毒体内的基因可以少到2至3个，也可以多到超过200个。基因的数量取决于病毒种类。一个类似蠕虫的简单生物会有上千个基因。

病毒需要至少一个或更多的基因来帮助它形成蛋白质外壳。同时，这些基因也可以让细胞产生更多的病毒复制体。对于所有病毒来说，它们的核心基因都处于被称为"衣壳"的蛋白质外壳的保护中。

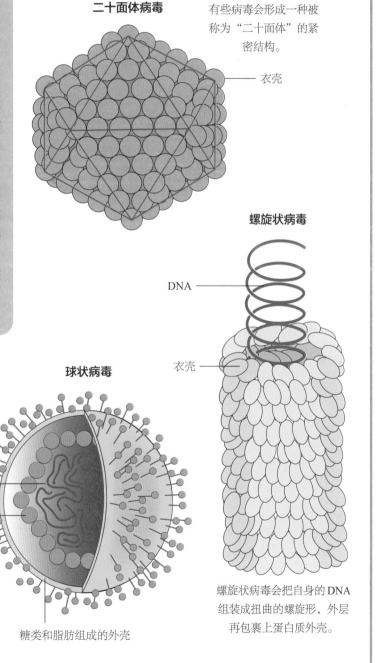

二十面体病毒

有些病毒会形成一种被称为"二十面体"的紧密结构。

衣壳

螺旋状病毒

DNA

衣壳

螺旋状病毒会把自身的DNA组装成扭曲的螺旋形，外层再包裹上蛋白质外壳。

球状病毒

RNA

衣壳

球状病毒的核心包含DNA或RNA。

糖类和脂肪组成的外壳

病毒的繁殖

病毒并不会游动或爬行，它们必须依赖其他方式接近靶细胞。在到达合适的细胞表面后，它们面临的下一个问题是如何进入细胞中。不同的病毒使用不同的策略。有些病毒会将外层膜和宿主细胞的细胞膜融合，将自己的衣壳释放到宿主细胞内部。其他病毒则只会将自己的DNA或RNA注入宿主细胞中。

大多数情况下，病毒的基因会迅速开始工作，用来繁殖更多的病毒。病毒会利用宿主细胞内的化学物质来制造酶及蛋白质外壳。这些酶和蛋白质外壳会形成新的衣壳。与此同时，病毒的DNA或RNA也会在细胞内部进行复制。

当所有这些步骤全部完成后，衣壳和病毒的基因会组装成新的病毒。根据病毒的种类，病毒的组装可能发生在细胞核（控制中心）中，也可能发现在细胞质（细胞内部四处流动的流体）中。新病毒可能采用在宿主细胞的细胞膜上出芽的方式离开细胞，也可能会让整个细胞衰弱并最终爆裂来将自身释放出来。离开细胞的病毒可以继续进行繁殖。病毒繁殖时，细胞和病毒会就细胞的控制权争斗一番。比如，有的细胞会在被病毒攻击时自毁；也有一些特定的病毒经过进化，可以"关闭"细胞自毁。

有些病毒会在感染宿主细胞后进行潜伏。它们的基因在宿主出现症状前保持不活跃状态。比如，引起唇疱疹的疱疹病毒，会经历很多轮活跃期和潜伏期。并非所有病毒都会在进入宿主细胞后立刻开始复制。比如，引起艾滋病的人类免疫缺陷病毒（HIV）会将自身的基因和人类的基因混合在一起，这样的方式可以帮助病毒伪装，躲过人类免疫（防御）系统或药物的攻击。

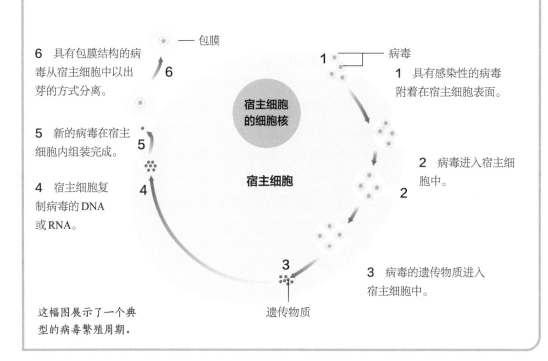

6 具有包膜结构的病毒从宿主细胞中以出芽的方式分离。

—— 包膜

5 新的病毒在宿主细胞内组装完成。

4 宿主细胞复制病毒的DNA或RNA。

病毒

1 具有感染性的病毒附着在宿主细胞表面。

宿主细胞的细胞核

宿主细胞

2 病毒进入宿主细胞中。

3 病毒的遗传物质进入宿主细胞中。

遗传物质

这幅图展示了一个典型的病毒繁殖周期。

感冒的病毒。

病毒的保护性蛋白质外壳被称为"衣壳"。它是由蛋白质分子组合在一起形成的。每个蛋白质分子都好像一个拼图碎片。它们最终形成的结构有的是一个长筒，有的是一个二十面体的紧密结构。人体免疫缺陷病毒是球状的。有些病毒还会有一个外层膜及其他结构，这会使它们的形状更为怪异。

病毒外层表面的形状和化学组成往往因病毒种类的不同而有所差别。衣壳可以帮助病毒检测自身是否找到了正确的、可以侵入的宿主细胞。同时，衣壳也可以让宿主监测到特定病毒的入侵，从而启动身体的免疫系统来对抗病毒的进攻。

让你生病

由病毒引起的疾病有小到常见的感冒，也有大到致命的狂犬病。尽管病毒引发的疾病多种多样，但它们还是有一些共同特点的。这些特点有助于科学家了解病毒的行为。

引发疾病的病毒需要找到合适的细胞才可以进行繁殖。这些细胞通常比较容易接触。呼吸系统或肠道中的活细胞就是较为明显的"靶子"。很多病毒，如流感病毒，进化出了感染肺和喉咙的能力。它们可以通过空气中的飞沫进行传播。

包括脊髓灰质炎病毒在内的一些病毒，会在第一次被人体吞咽后居住于人体的肠壁中。黄热病病毒等会依赖吸血昆虫传播至下一个潜在的宿主。

红疹就是水痘病毒感染最明显的症状。水痘病毒具有很强的传染性。

朊病毒

最近科学家发现了一种被称为"朊病毒"的新致病物质。它们不是病毒，因为它们不含有 DNA 或 RNA。朊病毒是一种特定的蛋白质，和人体内发现的正常蛋白质类似，但它们会以某种方式让身体复制出更多的朊病毒。科学研究表明，朊病毒是发生在牛身上的疯牛病和发生在人身上的克罗伊茨费尔特－雅各布病（CJD，简称克－雅病）的元凶。这两种疾病具有致死性，会导致大脑逐渐退化或严重受损。

同一种病毒在身体的不同部位会产生不同的症状，脊髓灰质炎病毒就是一个很好的例子，它在人体的肠道中通常是无害的。但是，当它传播到神经系统时，便会引起麻痹，甚至导致人死亡。在20世纪中叶脊髓灰质炎疫苗被研发出来之前，脊髓灰质炎是一个令人恐惧的杀手，它对儿童的威胁尤其巨大。

很多病毒（如麻疹病毒）会引起单一的、有限的感染，之后患者可以恢复健康并获得对该病毒的终生抗性。其他病毒，尤其是疱疹病毒，在感染人体后并不会消失，而

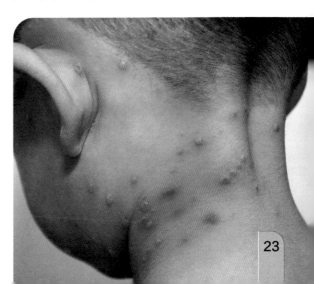

艾滋病和人类免疫缺陷病毒

艾滋病从大约20世纪80年代开始在美国流行。科研工作者拼命工作，试图找出它的成因。1983年，他们成功地发现了引发艾滋病的罪魁祸首——一种被称为"人类免疫缺陷病毒"的病毒。这种病毒会攻击人体的免疫系统，使患者无法像健康人那样抵御感染。人类免疫缺陷病毒在生长和繁殖的过程中，会不断地改变自身的蛋白质外壳，使疫苗的研发变得异常困难。

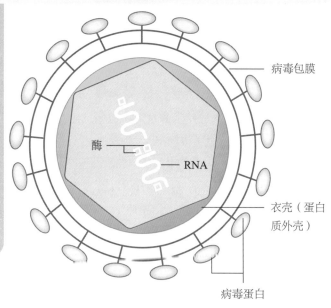

病毒包膜

酶

RNA

衣壳（蛋白质外壳）

病毒蛋白

人类免疫缺陷病毒会使人体免疫系统失效，从而使人患上艾滋病（获得性免疫缺陷综合征）。

是会潜伏起来。它们可能藏在神经元中，不会马上引起任何可见的症状，而在数年之后重新发作。比如，引起水痘的疱疹病毒，就会以带状疱疹的形式回归。带状疱疹是一种令患者神经和皮肤感到疼痛的疾病。还有的病毒不会进入潜伏期，在人的体内不断繁殖，最终压垮人的身体，如人类免疫缺陷病毒。有些病毒会让它们的宿主细胞以一种不可控的方式进行增生，最终导致癌症。

天花病毒和麻疹病毒只会感染人类。最值得注意的是狂犬病病毒，它可以感染几乎所有的脊椎动物。从其他动物那里感染的病毒往往是最危险的。因为它们在人体内处于失控状态，很有可能会快速地扩散并杀死人体细胞，即使在这个过程中病毒本身也会被杀死。一个典型的例子就是埃博拉病毒。它来源于猴子和猿类。人如果感染了埃博拉病毒，会出现内出血，最终可能会导致死亡。

有些病毒的作用是间接的，如流感病毒，它会弱化人体功能，导致潜在的致病细菌感染。与之相似，人类免疫缺陷病毒会伤害人体的免疫系统，导致人体内出现其他感染。通过接种疫苗可以阻止很多病毒感染。接种疫苗是将由灭活的病毒或由病毒的一部分制成的疫苗注射进人体内。到目前为止，人体感染病毒后，只有极少数有效的药物可以对人体进行抗病毒治疗。病毒只在细胞内生长。所以，在实验室中培养病毒就需要同时培养细胞。对于大部分细菌和植物来说，培养它们的细胞相对容易，但在实验室里获得并培养动物细胞就困难得多了。丙型肝炎病毒就无法在组织培养中繁殖。在实验室中无法培养病毒，就意味着生产针对该病毒的疫苗的难度更大。

病毒和环境

病毒会影响人类、家畜及作物，它们也是地球自然生态的重要一环。科学家刚刚开始探究病毒在整个生态系统中的地位和作用。

湖泊和海洋都是适合病毒生存的场所。一升海水中可能存在100亿个以细菌为食的病毒。总体来说，病毒对于细菌群体有着很大的影响。因此，它们对于诸如碳循环这样的自然循环意义重大。有些原生生物甚至可以捕获和消化病毒，所以病毒其实也是食物链的重要组成部分。

科学词汇

噬菌体： 一种侵染细菌并在其中复制的病毒。

衣壳： 病毒的蛋白质外壳。

脱氧核糖核酸（DNA）： 由4种脱氧核糖核苷酸经磷酸二酯键连接而成的长链聚合物。它是遗传信息的载体。

核糖核酸（RNA）： 和DNA类似，主要由4种核糖核苷酸经磷酸二酯键连接而成的长链聚合物。它也是遗传信息的载体。

流行病： 能在较短时间内广泛蔓延的传染病。

噬菌体

1915年人们首次发现有些病毒可以攻击细菌。这些病毒被命名为"噬菌体"（意为"细菌的吞噬者"）。细菌的培养相对容易。我们对病毒的很多基本理解（如病毒是如何生存的）来自对噬菌体的研究。较大的噬菌体拥有相对复杂的结构。这样的结构帮助它们将自身的DNA或RNA注射进"猎物"的体内。

科学家在1977年首次解析出了一种自然生物的全基因组（全部的遗传物质）。这种生物被称为PhiX174，是一种小型的RNA噬菌体。尽管按今天的标准来看，这些科学家使用的科学技术十分耗费时间，但他们所取得的巨大成就为其他科研工作者日后对于人类及其他大型生物基因组的解析提供了帮助。

这张图展示了噬菌体的结构。噬菌体是一种可以攻击并杀死细菌的病毒。

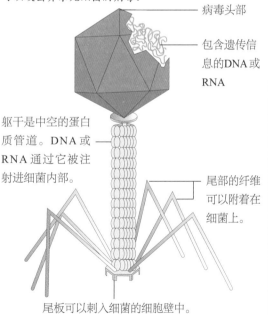

病毒头部

包含遗传信息的DNA或RNA

躯干是中空的蛋白质管道。DNA或RNA通过它被注射进细菌内部。

尾部的纤维可以附着在细菌上。

尾板可以刺入细菌的细胞壁中。

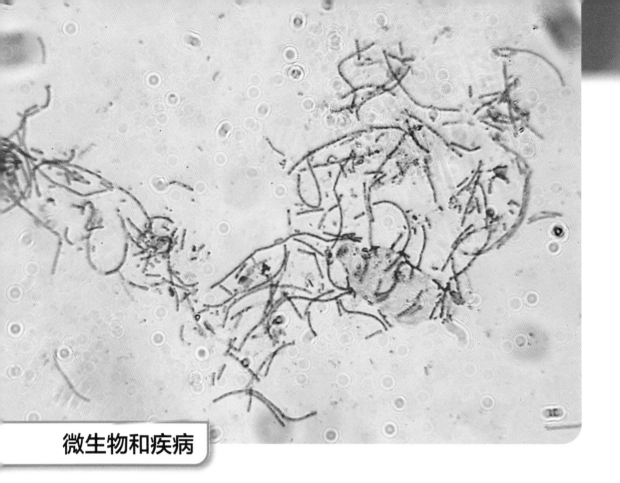

微生物和疾病

为了抵御疾病，全世界每年都会花费数十亿美元来研究微生物。

炭疽杆菌孢子的硬质外壳非常坚固，因此可以在土壤中存活很多年。

传染病可以在人类个体之间传播，有时也可以由动物个体传播给人类个体。并非所有的疾病都具有传染性。有些疾病是由于基因错误导致的。还有些疾病源于糟糕的饮食，或者诸如吸烟这类不良的生活习惯。

细菌和病毒在全世界范围内引起了各种各样的传染病。不过，有一些传染病，如疟疾，是由原生生物引起的。由细菌引起的传染病有很多，包括可以致死的鼠疫、白喉、伤寒、梅毒、肺结核、霍乱及炭疽。其他一些严重的传染病则是由病毒引起的，它们包括天花、艾滋病及流感。微型的真菌也会导致很多疾病，包括脚气和严重的肺部感染。真菌是植物患病的主要原因。真菌感染会影响人类赖以生存的作物的生长。

什么是病原体

能够引发疾病的微生物被称为"病原体"（意为"产生疾病的个体"）。一些潜在的病原体，比如，可以引起破伤风的细菌，在土壤中生存时往往是无害的，但当它进入人类或动物较深的伤口后就会引起感染。

病原体传播的难易程度及进入动植物体内的方式可谓千差万别。它们在外部环境中的生存能力也是各不相同的。像天花病毒这样的病原体，就无法在人体外生存。有些病毒在借风力"旅行"数千米之后仍然可以传播疾病。炭疽杆菌可以形成一个被称为"孢子"的坚固结构。它的孢子可以在土壤中存活数年。

疾病的传播

有些疾病最终会演变成流行病。也就是说，它们会在很短的时间内，横扫整个人类社区。了解一些特定疾病的发病机制可以帮助我们控制和治疗这些疾病。比如，在人类了解了艾滋病不会通过握手这类简单的接触传播后，艾滋病患者的日子就相对好过了一些。艾滋病毒是通过体液进行传播的。共用注射器、输血及性接触才会导致艾滋病传播。

霍乱是一种不在人与人之间直接传播的疾病。它通常是由于患者接触到了被污染的食物和水引发的。伤寒则较为麻烦，因为它会存在于携带者体内。携带者带有细菌，且不会发病，但可以传播疾病。还有一些疾病，如炭疽，只在动物之间传播，不会感染人类。

人类的身体并非没有对抗微生物入侵的手段。经过上百万年的进化，人类的身体已经演化出了很多种规避和对抗潜在危险的能力。我们现在可以通过接种疫苗的手段来

疾病的传播

很多种类的细菌和病毒依赖飞沫进行传播。感染者在咳嗽或打喷嚏时，会喷出飞沫。另一个人呼吸时就会吸入这些飞沫，从而导致新的感染。一些微生物则可以通过食物和水进行传播。一些疾病是通过接触人体的皮肤或体液而进行传播的。此外，还有一些疾病可以通过像蚊子这样的吸血昆虫传播。包括 HIV 在内的病原体，甚至可以由孕妇传给其子宫内的胎儿。

人为地提前为身体预警。

我们的皮肤拥有一层厚实的死细胞外层，可以作为对抗感染的良好屏障。其他如肠道和呼吸道内壁的表面，则由活细胞组

非洲的农夫饲养瘤牛。因为瘤牛可以抵抗由舌蝇传播的非洲锥虫病。

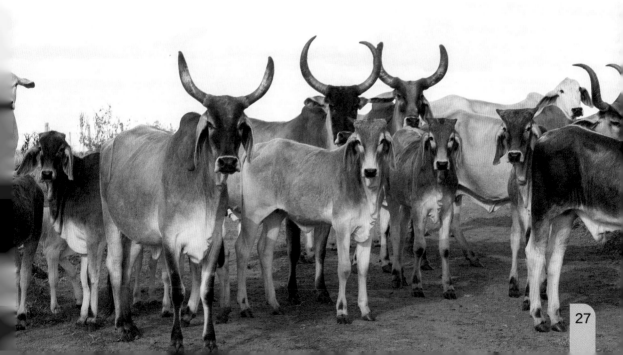

疫苗接种

疫苗接种的出现远在人类了解免疫系统和微生物之前。在古代的中国及后来的欧洲，从天花患者处采集的材料会被接种给其他人，以帮助他们对抗极其危险的天花。1798年，英国医生爱德华·詹纳（1749—1823年）发表了自己关于天花的研究文章。他发现了一种更为温和的由天花病毒引起的牛的疾病——牛痘，从牛痘中提取的免疫物质可以用来预防天花。这个过程后来就被称为"疫苗接种"（vaccination，来源于拉丁语中的vacca，意为奶牛）。直到19世纪80年代，天花的疫苗接种仍然是当时唯一的一种疫苗接种。就在那个时候，法国科学家路易斯·巴斯德（1822—1895年）研究出了一种对抗狂犬病（一种影响神经系统的病毒性疾病）的疫苗。在那之后的十年内，对抗霍乱的疫苗也得以问世。

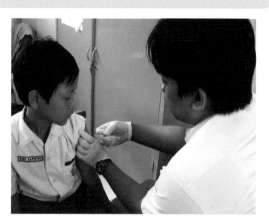

在疫苗接种时，医护工作者会将减毒后的病毒注射到接种者体内。接种者的身体会在感觉不到明显疾病症状的情况下产生对抗病毒的抗体。

成，它们相对来说更容易受到攻击和伤害。这些活细胞表面都有一层黏液保护，可以阻止微生物接触。人类的细胞还能分泌一些对于很多细菌来说有毒的化学物质。我们的口腔内壁及其他一些地方有大量的无害细菌，通过竞争来使那些有害的细菌无法存活。

人体内其他对抗外来入侵者的卫士是吞噬细胞。它们到处游荡，长得像变形虫。它们会吞噬遇到的颗粒。传染病可能会引起炎症。炎症发生的区域会发热、肿胀、疼痛，有时整个身体的温度也会升高，我们将这种症状称为"发热"。发热是否对身体有益尚不明确，但我们确切地知道高温情况下有些微生物会失去活性。其他症状，如身体上出现的斑点，有可能是由自身对感染的反应引起的。

如果病原体成功地闯过了身体的这些防御屏障，一种被称为"适应性免疫"的复杂反应就会发生，身体会产生抗体。它是为

大流行病

大流行病是较大规模的流行病，可以横扫整个大陆，乃至全世界。一个较为出名的例子就是黑死病（鼠疫）。黑死病在1346—1350年席卷了整个欧洲，导致的死亡人数达到欧洲总人口的三分之一。另一个例子则是被称为"西班牙流感"的致死性流感。它是在第一次世界大战（1914—1918年）后爆发的。西班牙流感导致4000万人死亡，比第一次世界大战导致的死亡人数还要多。

特定种类的入侵微生物量身定制的蛋白质分子。抗体既可以在体液中流动，也可以附着在细胞上。它们可以辨认并摧毁入侵者。

当特定种类的微生物第一次入侵时，我们的身体可能需要一定的时间才能产生相应的抗体。感染结束后，身体会保存一定量的记忆细胞。它们可以在同种微生物第二次入侵时快速地生成相应的抗体。这个机制为我们的身体提供了针对很多疾病的终身防护。

疫苗接种

现如今，医生已经明白如何使用人工疫苗来让我们身体的免疫系统处于警戒状态。

疫苗可以模拟入侵微生物（病原体）感染的情况，但并不具有危害性。它们可以是活的、危害性小很多的病原体，也可以是灭活的病原体（或者病原体的一部分）。任何可以让免疫系统产生合适的抗体，又不会造成危害的东西都是潜在的疫苗。

研发和测试一种新的疫苗是非常困难

致命的毒素

有时细菌不是通过直接感染重要的器官，而是通过产生致命的毒素来引发疾病和死亡的。白喉是一种会引起喉咙肿胀的严重疾病。发病后，细菌并不会扩散到喉咙以外的区域，但它们可以产生目前已知毒性最大的毒素之一。这种毒素会导致心脏和神经系统损害。它还会帮助细菌对抗那些攻击它们的体细胞，甚至会杀死细胞以让细菌获得食物。

的。比如，脊髓灰质炎疫苗的研发耗费了大概40年的时间。人类免疫缺陷病毒和丙肝病毒等病原体已被证明是很难通过疫苗来解决的。这显然阻碍了我们对抗由它们引起的疾病。像流感病毒这类病原体会迅速地改变自身的特征，所以我们需要不断

一些用于治疗病毒感染的药物中含有汞，如下图所示。汞具有较大的毒性，因此对于这些药物需要极其严格的管理。

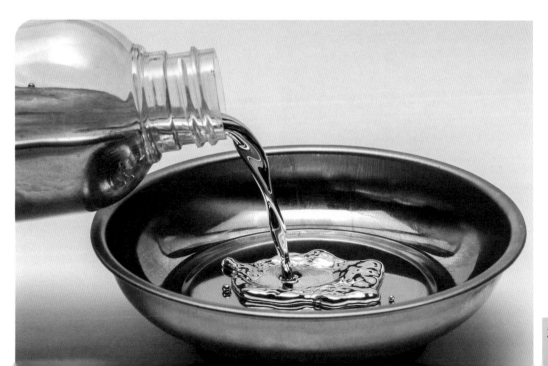

地研发有针对性的疫苗。

20世纪70年代，我们在公共卫生领域取得了一个巨大的成功——通过大规模的疫苗接种，在全世界范围内消灭了自然发生的天花。最后一例自然发生的天花病毒感染出现在1977年的非洲索马里。

天花之所以容易被消灭，是因为它只感染人类。如果天花重新出现，那只可能是安全地保存于实验室中的天花病毒被有意或无意地释放出来引起的。

公共卫生

在大型社区中，防止供水被污染的公共卫生措施可以帮助阻止伤寒和霍乱的传播。除此之外，环境中还有很多其他常见的病原体。人们可以通过使用清洁的水来避免和这些微生物接触，从而避免生病。肺结核是一种主要的致死性疾病。它可以在人之间相互传播，也可以由饮用感染的奶牛产生的牛奶传染给人类。提升居住条件，对牛奶进行巴氏杀菌处理，以及在牛群中根治这种疾病，都可以帮助我们将肺结核发病率控制在一个较低的水平。常规疫苗接种也对预防肺结核和其他很多常见的致死性疾病有着重要的意义。

有时，简单的治疗手段可以极大地影响我们对抗疾病的效果。比如霍乱，它的主要症状是严重的腹泻。没有接受治疗的患者，尤其是儿童，常常会因为失去过多的水分和盐分而死亡。如果给他们及时补充液体和盐分，他们通常是可以康复的。

药物同样是对抗这些入侵微生物的利器。有些药物已经被使用了上百年。比如，从南美洲树木的树皮中获得的奎宁，就可以很好地对抗疟疾。其他药物，如汞化合物，也十分有效，但有危险的副作用。

控制疟疾

我们通过在显微镜下确认血液样品中是否含有致病寄生虫的方式来诊断疟疾。合成药物可以有效地杀死红细胞中的疟原虫。最初，这些药物可以缓解已发病患者的症状，阻止感染者发病，甚至可以完全清除疟原虫感染。疟疾的发病病例随着这些药物的出现开始减少。

然而，到了20世纪后期，有些种类的疟原虫开始对药物产生耐药性。疟疾的新发病例开始增加。现在预防的手段主要是通过排干或填埋沼泽、泥潭和其他死水环境的方式消除疟原虫携带者——疟蚊的繁殖环境。有些杀虫剂可以用来控制蚊子的数量。窗纱和蚊帐则可以作为物理屏障。之前感染获得的免疫也可以降低发病的风险。

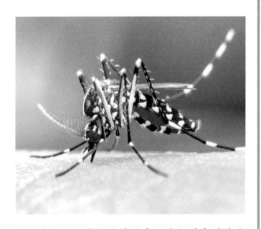

雌性疟蚊以人类的血液为食。它们进食时将疟原虫注射进人类体内，通过这种方式在人群中传播疟疾。有些疟原虫已经对抗疟疾药物产生了耐药性。

抗生素是如何工作的

抗生素杀死细菌的过程分为三步：分解细菌的细胞壁（1），水分进入细菌（2），最终细菌体内过多的水分会导致细菌爆裂（3）。

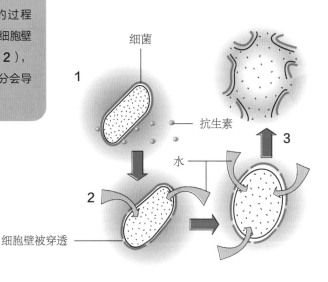

细菌

抗生素

水

细胞壁被穿透

20世纪，人们发现了抗生素（意为"对抗生命"）。这些物质是由诸如霉菌这样的微生物产生的，它们可以攻击细菌。抗生素通常具有非常特异的作用。比如，有些抗生素会破坏细菌的细胞壁。不同的抗生素可以针对不同的生物。我们目前对于抗生素的担心在于，细菌有可能对这些抗生素产生耐药性，因此一些已经被控制住的疾病可能会重新大规模爆发。

治疗病毒

攻击病毒的药物被称为"抗病毒药物"。有些抗病毒药物会干扰病毒对自身基因的复制，另外一些则会消除病毒产生的酶。到目前为止，我们只发现了少数几种抗病毒药物。病毒引起的疾病对人类来说仍然是一个严峻的挑战，原因在于，到目前为止我们还没有这些疾病的疫苗。不过，我们在对抗病毒方面的确有一些成功的案例。比如，治疗艾滋病患者会使用数种抗病毒药物，这些药物组合在一起有助于控制人类免疫缺陷病毒。

科学词汇

孢子：由真菌或某些植物释放出的坚硬结构，可以通过无性方式发育成一个新的个体。

什么是植物

植物是生物界中的一个界。植物包含了产生孢子的蕨类植物、产生球果的植物，以及那些花朵中包含种子的植物。

地球上有成千上万种不同种类的植物，既有小到几厘米的地钱，也有高达数百米的巨型红杉。

植物的生存

植物可以自己制造食物。它们通过吸收阳光中的能量，将水和二氧化碳转化为糖类。这种制造能量的方式被称为"光合作用"。光合作用是很多食物网的核心部分。植物并不是唯一可以利用光合作用来生产能量的生物，藻类也可以。植物体内含有叶绿体。它们和其他生物的区别在于，除拥有叶绿体外，还有一个重要但不是很明显的地方，那就是植物细胞都含有由纤维素组成的坚韧细胞壁，细胞壁位于较为柔软的渗透性细胞膜外。细胞膜是动植物共有的结构。除植物和藻类外，唯一拥有细胞壁的多细胞生物是真菌。真菌不会进行光合作用，它们的细胞壁是由甲壳质组成的。

科学家认为地球上最早的植物出现于4.7亿年前。苔藓植物（地钱、角苔和苔藓）和这些最初出现的植物类似。目前地球上大约有1.6万种不同的苔藓植物。和其他植物不同，它们没有维管组织（植物内部用于运输流体的结构）。

苔藓植物、蕨类植物及木贼类植物都通过孢子进行繁殖。被子植物则是所有植物门类（主要种类）中最大、种类最丰富的门类，它们在1亿年以前就已经出现了。大部分被子植物通过种子进行繁殖。有些被子植物有大型的花朵，这些花朵可以吸引那些以

热带雨林中茂密繁盛的植被同样也支撑着其中无数动物的生存。

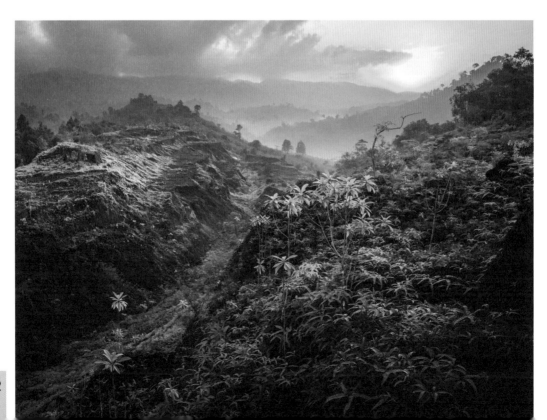

植物细胞内部

植物细胞内有着被称为"叶绿体"的结构，光合作用会在其中进行。植物细胞也有线粒体，它会通过呼吸作用产生能量。

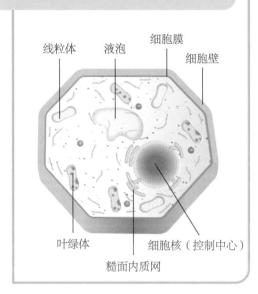

线粒体　液泡　细胞膜　细胞壁

叶绿体　细胞核（控制中心）

糙面内质网

什么是藻类

藻类在潮湿环境中最为常见。潮湿石头上的青斑，以及河流、湖泊和海水中的绿色都是由成千上万的小型藻类形成的。藻类的种类有上千种。它们很多是单细胞生物，而海藻则是多细胞藻类。从外部来看，海藻和植物很像，但它们没有根部，它们的茎也不含有用于运输水分和食物的管道。

科学家曾经认为，藻类属于植物。但是现在，他们认为情况可能更复杂。有些科学家将绿藻归为植物，但还有一些则认为绿藻是原生生物。海藻也存在是植物还是原生生物的争议。大部分科学家已经将蓝绿藻重新命名为蓝细菌，并将它们归于细菌一类。

植物花蜜（一种甜味液体）为生的昆虫和鸟类。当昆虫接触花朵时，它们会将一个植株上的花粉（含有雄性生殖细胞）带到另一个植株上。雄性生殖细胞会使植物受精。很多被子植物有较小的花，它们会利用风来传播自己的花粉。

植物的身体

和动物一样，植物也是由很多微小细胞组成的。植物细胞和动物细胞虽然在很多方面很相似，但是，它们有三个截然不同的特征：

- 植物细胞有由纤维素组成的坚硬细胞壁。
- 植物细胞有一至多个液泡。液泡里面装满了被称为"细胞液"的水状液体。
- 有些植物细胞拥有叶绿体，其中含有叶

绿素，它是一种参与光合作用的绿色化学物质。

并非所有植物细胞都是相同的，但是叶片、嫩茎及幼根中细胞的基础结构都是相似的。花和果实中的细胞有着细微的结构差异。这些细胞可能会变大或着色。有些小型细胞有厚实的细胞壁，这层细胞壁会形成表皮结构。植物中只有绿色部分的细胞才含有叶绿素。

所有自然有机物（含碳化合物）中含量最丰富的是纤维素。植物利用厚实的纤维素来加固细胞，获得较为灵活的支撑。叶片的细胞中含有大量的纤维素。植物木质部分的细胞中含有被纤维素加固过的细胞壁，以及另一种更为粗糙、坚硬的物质——木质素。我们在编织绳索和纺织衣物时会用到木质素纤维。

运输水分

植物通过它们的根部来获取水分和可溶性矿物质，之后会将水分和矿物质运输到身体的其他部位。大部分植物是利用木质部管道实现运输的。木质部细胞首尾相连，其外层细胞中含有的木质素起到提高强度的作用。有些木质部细胞的细胞壁会逐渐变细，或者有较大的空洞，用于和下一个木质部细胞连通。其他的木质部细胞则会完全失去它们末端的细胞壁而联结在一起，形成一个连续的通道，这个通道又被称为"导管"。它

会一直向上延伸。木质部管道可以变得非常长，从根部一直延伸到高大树木的树叶中。木质部细胞和其他大部分细胞一样生长。它们长到正常大小时就会死去。水分和矿物质仍然可以在死去的细胞形成的管道中流通。木质素十分坚硬，可以把那些死去的细胞固定在一起。树木每年都会长出新的木质部细胞，从而形成年轮。老的管道作为树干的主要组成部分，会继续支撑整个树干。

运输糖分

植物通过光合作用来产生糖分。糖分被运输到需要的地方，如生长点或储存器官。和水分一样，糖分也会通过管道来传输。这些包含养料的管道被称为"韧皮部管道"。它们由两种不同类型的韧皮部细胞组成。筛管细胞运输糖分。这些细胞会沿着植物向上形成管道，胞壁之间会形成孔洞。除筛管细胞外，还存在较小的伴胞。它们会和筛管相连，为韧皮部运输提供能量。水分利用蒸腾作用在木质部管道内完成传输，整个过程不需要能量，但植物通过韧皮部管道进行食物传输就需要消耗能量。

叶片

大部分光合作用发生在叶片中。叶片有各种各样的形状和大小，既有小到1毫米的浮萍叶，也有长10米的棕榈叶。大部分叶子会形成扁平状的结构并朝向太阳，这是为了尽可能多地接收阳光。叶片中的主要细胞是绿色的，充满了叶绿体。较长的、进行光合作用的细胞紧密地排列在叶片上表面附近，而较圆的细胞会松散地排列在下面。

小试牛刀

观察水的流动

剪下一朵白色花朵（如康乃馨花朵），将它放入含有稀释后墨水的蓝色染料中，观察白花慢慢变蓝的过程。花之所以会变色，是因为它通过蒸腾作用吸取了含有染料的水分。如果将花茎从中间劈开，并将两部分分别放入含有不同颜色染料的容器中，花最终会呈现出两种颜色。这是因为两侧木质部管道并不相连，每一侧的管道会单独运输各自的水分。

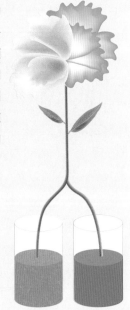

将劈开的花茎放入含有不同染料的容器中，并观察花颜色的变化。

光合作用

光合作用的基础化学式是：

$$二氧化碳 \quad + \quad 水 \quad + \quad 阳光 \longrightarrow 葡萄糖（一种糖） \quad + \quad 氧气$$
$$（CO_2） \quad （H_2O） \qquad\qquad （C_6H_{12}O_6） \qquad （O_2）$$

这个化学反应包含很多步骤，其中包括摄取阳光中的能量，这一步被称为"光反应"。另一步是摄取空气中的二氧化碳，这一步不需要光，因而被称为"暗反应"。和动物一样，植物也必须通过呼吸来释放用于生长和维持细胞功能的能量。从化学上来说，呼吸作用就是反向的光合作用：在氧气的作用下，葡萄糖转化为二氧化碳和水。白天，植物的光合作用快于呼吸作用，但到了晚上，植物会继续呼吸作用，而光合作用停止。

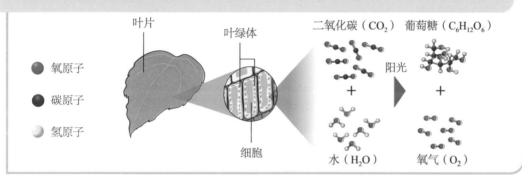

气孔

叶片的正反两面都有由小型细胞组成的表皮，表皮外面还覆盖着角质层，用来防止水分过度流失。角质层会阻止二氧化碳这样的气体进入或离开植物细胞。植物叶片的下表皮，有时也可能是两层表皮，拥有被称为"气孔"的孔状结构。通过这些气孔，植物可以进行气体交换并释放水分。气孔的开闭取决于二氧化碳和水的浓度，以及一天中的时间。木质部和韧皮部的叶脉会穿过叶片，为其提供水分并运走糖分。

并非所有的植物都有明确的叶片结构。在炎热地区，植物会拥有狭长、刺状的叶子，以减少蒸腾作用。仙人掌的刺可以同时起到保护植物的作用。有些植物根本就没有叶子，它们的光合作用发生在茎部。

新芽的茎往往是绿色的。和叶片一样，茎也可以进行光合作用，但那只是茎的其中一个功能。茎最主要的作用包括运输水分和糖分、长出叶片及支撑整个植物。

皮层

植物表皮的下面是一层被称为"皮层"的绿色区域，它是光合作用发生的区域。皮层覆盖并保护着韧皮部和木质部的管道。茎中靠近外围的位置有一层不断分裂的细胞，它们构成了形成层。形成层将外部的韧皮部和内部靠近茎中心的木质部分离开来。

乔木和灌木都会逐渐木质化。它们的茎可以存活很多年，有些甚至可以达几千层。木质化的茎中在韧皮部外层还有一层形成层。形成层的外侧会产生含蜡防水的细

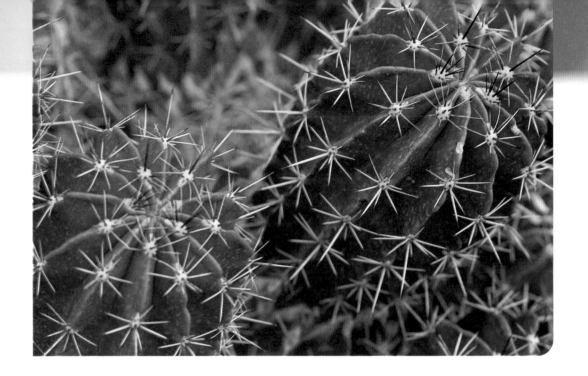

茎的结构

植物的茎起到支撑叶片的作用。茎内的管道可以进行长距离运输。它们将水分运输到叶片中，并将叶片中的糖分运出。

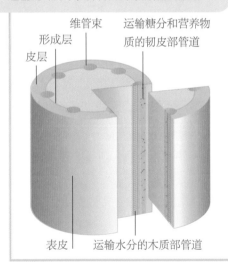

维管束
形成层
皮层
运输糖分和营养物质的韧皮部管道
表皮
运输水分的木质部管道

胞，这些细胞会构成木栓。木栓和它下方较老的韧皮部一起形成树皮。

树皮会不断剥落，也会通过新的形成层和韧皮部细胞不断更新。若干年后，成熟树干的主要成分变成不再发挥作用的木质部细胞。树干外层会有一层很薄的、仍在

图中所示的仙人掌拥有刺状叶子。这种叶子可以防止炎热气候下因蒸腾作用而导致的水分流失。

发挥作用的木质部和韧皮部细胞，它们被树皮所包裹。树干中的年轮可以用来辨认树的年龄。

根

根起到固定植物的作用，并且可以从土壤中吸取水分和矿物质。细胞分裂发生于根冠中。同时，根冠在根生长过程中也起着保护作用。根中心的木质部和韧皮部被内皮层环绕。所有进入根部的水分必须穿越内皮层细胞，内皮层细胞起到过滤作用。大部分幼根的表面有根毛，它们使根的表面积增大，从而更好地吸收水分。随着时间的推移，树木的根和茎会逐渐变宽并木质化。

大部分植物和真菌生活在一起。真菌部分生活在植物根部细胞外部，在土壤中会通过菌丝与根部相连。真菌会从土壤中吸取水分和矿物质，并用它们交换植物产生的糖分。

平衡

空气中被我们吸入的氧气来自光合作用。光合作用分离出二氧化碳中的碳元素，并产生作为副产品的氧气。在出现生命之前，地球的大气层中有很多二氧化碳，却没有氧气。随着藻类和植物持续地进行光合作用，大气层中氧气的含量不断提高，并达到了目前的水平（大概为21%），而二氧化碳的比例则下降到了0.03%。这样的比例对于生命来说是完美的。是什么维持了这样的比例呢？有理论认为，整个世界就像一个活着的生物，它会自己调控这些比例来保证自身的存活。

植物可以在森林的地面上紧密地生长。这些植物已经适应了在高大树木形成的阴影中生存。

科学词汇

角质层： 叶片表面的一层由角质和蜡质组成的结构。

表皮： 植物的最外层细胞，具有保护功能。

花蜜： 花朵蜜腺分泌出来的含糖量丰富的液体。花蜜可以吸引授粉动物。

韧皮部： 可以运输水溶性糖类的植物组织。位于形成层与树皮之间，主要由筛管、伴胞、韧皮纤维和薄壁细胞组成。

花粉： 被子植物的小孢子。萌发时产生含有三个单倍体的雄配子体。

气孔： 在叶片下表面，进行气体交换并释放水分的孔状结构。

蒸腾作用： 水分从活的植物体表面（主要是叶片）以水蒸气形式散失到大气中的过程。

木质部： 位于树木形成层与髓之间，由管胞、木纤维、导管和木薄壁细胞等组成。

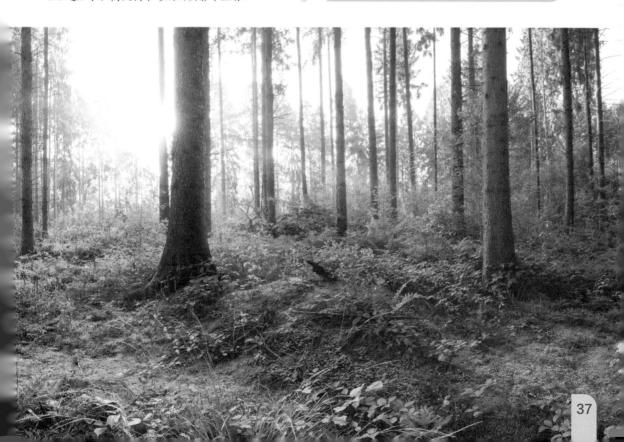

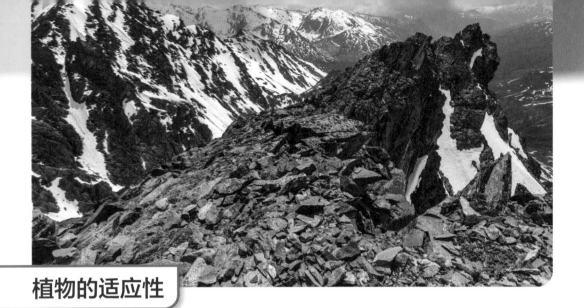

植物的适应性

从热带地区到极地地区，从干燥炎热的沙漠到陡峭险峻的大型山脉，在世界的每一个角落，你几乎都可以发现植物的踪影。

植物已经进化出了成千上万种不同的种类，并且通过进化征服了地球上几乎所有的陆地栖息地。甚至在炎热的喷泉中和常年冰封的雪原中，我们都可以找到特定种类的藻类。只有在南北两极附近、极高山峰的顶部、幽暗的深海中和最干燥的沙漠中，植物才难以生存。

不同的生命周期

植物进化出了多种多样的生命周期。有些植物会在一个生长季内完成它们的生命周期，比如，金盏花会在一个生长季内完成种子萌芽、开花、产生新的种子、死去的全过程。这样的植物被称为"一年生植物"。其他像毛地黄这样的植物，拥有类似的生命周期，但不同的是，它们会用两个生长季来完成整个生命周期。这样的植物被称为"两年生植物"。多年生植物则可以生存超过两个生长季，很多多年生植物在完成生命周期前可以存活很多年。美国加利福

紫色虎耳草是一种可以在北极山脉地区的严寒中生存的强大植物。

尼亚州白山地区的一些狐尾松（也称"刺果松"）已经存活了超过4500年。它们是地球上年龄最大的生物。

像芍药这种多年生草本植物，它们的叶子会在冬天来临时全部死去，在第二年春天到来时，新的叶子又会长出来。在世界上更为干旱的地区，草本植物的地上部分会在旱季开始时死亡，而在重新开始降雨时，它们又会长出新芽。在寒冬或旱季，草本植物利用不同的地下部分来储存食物。

和其他植物的竞争

植物会为了争夺空间而相互竞争。它们需要光照来生产自身所需要的食物。很多植物会长得比它们的邻居高，以便获得尽可能多的光照。如果树木之间的距离很小，那么它们便不会长出侧枝，而会使自身的树干变得又高又细。它们的树叶会集中在顶端。热带森林中的植物对于阳光的竞争尤为激烈。在那里，树木的顶端会彼此重叠，形成一个封闭的盖状结构，又被称为"林冠"。林冠可能离地超过30米。数十种不同的树木会在热带森林中针对空间和阳光展开持续

的竞争。

　　植物也会争夺地面附近的空间，这既是为了尽可能地获得光照，也是为了最大限度地吸收土壤中的水分和营养元素。有些植物会产生非常多的种子。它们通过风来传播，以散布到广阔的区域。其他植物，如草类和草莓，会通过产生侧生芽来进行繁殖。

争夺光照

　　假如你是一株植物，比你的邻居更早接触到阳光的方法就是顺着临近的树木往上爬。这可以让你不至于耗费大量能量来建造粗壮的树干。一些攀爬类植物，如豌豆和黄瓜，拥有未木质化的茎。它们是草本植物，它们的茎会在生长季的末期死去。而像葡萄和铁线莲这样的植物，拥有木质化的茎。这些木质化攀爬类植物有时又被称为

狐尾松是已知最古老的树种之一。它们在荒芜的地表生存，很少遇到其他植物的竞争，也不会受到虫害和疾病的困扰。

植物寄生者

　　有些植物不会从土壤中获取必需的营养，而会从其他植物那里获取营养。槲寄生是一种很出名的寄生性植物。它会从树木的枝干中生长出来，不过，它的生存并不完全依赖于宿主。

　　最壮观的植物寄生者有着世界上最大的花。大王花生长于亚洲东南部的热带森林中。它的花直径可达 1 米以上。这种植物会从所寄生的不同藤本植物的根部吸取营养。

　　大王花利用昆虫来授粉。它会散发出一种腐肉的气息，这一点使它获得了"臭尸百合"的外号。大王花散发的浓郁恶臭可以吸引昆虫，尤其是苍蝇。

"藤本植物"。有些攀爬类植物拥有和茎很像的、被称为"卷须"的结构。卷须对于碰触很敏感。它们会缠绕在接触到的任何易于攀附的树杈和枝条上。

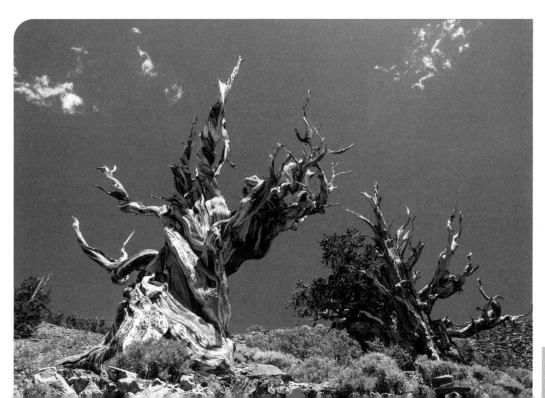

还有一些植物会使用其他的技巧偷懒。它们会在树木高处的裂缝处（如枝干的分叉点）生长。那里有着足够的光照，同时也是雨水的聚集处。这些植物被称为"附生植物"。很多兰花属于附生植物。

我们可能会因为沙漠过于干燥而认为那里是不毛之地，但事实上，很多植物可以在沙漠中茁壮成长。在沙漠中生长所面临的最大问题就是获取并储存水分。有些沙漠植物会长出一根长长的主根（被称为"直根"），深入地下吸收地下水。比如，腺牧豆树的根就可以深入地下16米处的位置。其他如草类和仙人掌类的植物则会尽量扩张它们垫状根系的覆盖范围，以利用每一滴降落下来的雨水。

仙人掌"水库"

像仙人掌这样的沙漠植物，可以在它们的肉质茎中储存大量的水。风琴管仙人掌可以储存数百加仑水。这些植物可以在没有降雨的情况下存活数月。仙人掌也将叶子变成细小的刺状结构来节约水。植物表面会发生水分蒸发（变成水蒸气）。刺状叶不仅帮助植物大大减小了表面积，还给仙人掌的表面制造了很多小的阴影，这可以帮助它们保持凉爽。仙人掌的主叶脉也可以起到相同的作用。很多沙漠植物的浅绿色和灰色可以帮助植物降温。

在严寒中生存：针叶树

越往北，森林中云杉、松树和冷杉这

食肉植物

在沼泽这样的环境中，土壤中只含有少量营养物质。因此，一些植物进化出了食肉的生活方式。这些植物可以用陷阱来捕捉昆虫、蜘蛛和蠕虫，有些植物甚至能捕捉鸟类和小型哺乳动物。它们会缓慢地消化这些生物，并从中汲取营养。茅膏菜和捕虫堇等植物有着结构最为简单的陷阱。它们会制造一种黏性物质，以困住那些不小心碰到上面的生物。

猪笼草的陷阱（捕虫笼）较为复杂，它们的形状像一个花瓶，内部有含糖的蜜汁，可以用来引诱猎物。一旦昆虫进入其中，指向下方的毛状结构和光滑的内壁便会阻止昆虫逃离。捕蝇草的陷阱（捕虫夹）长得像一对连在一起的梳子，上面长有敏感的刺毛。当任何东西碰触到这些刺毛时，陷阱就会突然关闭。

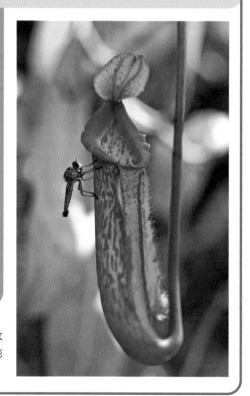

猪笼草使用含糖的蜜汁来引诱昆虫进入它们花瓶状的容器中。这些容器被称为"捕虫笼"，是由植物的叶子形成的。

蚂蚁的"合伙人"

很多植物和蚂蚁的关系非常紧密。蚁栖植物根部膨胀、内部中空，形成很多腔室。有些腔室作为蚂蚁群的生存空间，有些则用来存放蚂蚁产生的废物。这些植物会从蚂蚁产生的废物中吸收养分。植物有很多知名的昆虫天敌，如吃叶片的毛毛虫。有些植物将蚂蚁作为保镖来赶走这些害虫。作为回报，它们也得到了一处安全的住所。相思树蚁是十分凶猛的。它们居住在牛角相思树（也称"金合欢树"）的托叶刺中。这些相思树甚至会为蚂蚁提供两种食物。一种是富含营养的小囊（贝尔塔体，相思树蚁的主要食物），另一种是含糖的蜜汁。

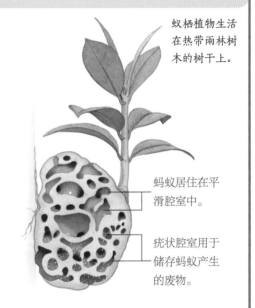

蚁栖植物生活在热带雨林树木的树干上。

蚂蚁居住在平滑腔室中。

疣状腔室用于储存蚂蚁产生的废物。

类针叶树的比例就越高。世界的各个山脉通常都有类似的现象，越往上，针叶树的比例越高。这是因为针叶树有很多更好地适应严冬的特征。这些特征是枫树和山核桃这类阔叶树所没有的。

大部分针叶树的树叶是长青的，所以它们能够在环境适宜的情况下立刻开始光合作用。它们针状的树叶，可以让树木在大风或者严重霜降的天气中免受伤害。针叶树的根不会进入很深的地下。这一点在北部的气候条件下是十分重要的，因为地下可能不到一米的位置就是冻土层。

在针叶树无法生存的更北边，或者高山中树线（森林垂直分布的上限）的更上方，仍然存在一些植物，它们可以适应那里的极端条件。它们大部分长得比较矮，以在夹杂着冰粒的狂风中保护自己。

科学词汇

一年生植物： 在一年的时间里完成发芽、生长、产生种子和死亡的植物。

两年生植物： 在两年内完成发芽到死亡的生命周期的植物。

林冠： 森林里林木的树冠组成的连续状态。

附生植物： 仅依附于其他植物体表或物体表面生长，彼此之间无营养上联系的植物。

多年生植物： 能连续生存三年以上的植物。其地下部分生活多年，每年继续发芽生长，而地上部分每年枯死，如芍药、白头翁、萱草等。

激素和协同

植物的激素是植物体内帮助发育和应对外部环境变化的化学物质。

植物的根向下生长，茎则向上生长。植物会在每年合适的时间开花、结果。幼苗会朝着光亮的方向生长。在重力的牵引下，根部会逐渐向下。植物是如何在没有脑、神经系统或感觉器官的情况下做到这些的呢？答案就是植物可以在它们体内制造一种特殊的、起到信使作用的化学物质，被称为"激素"。

分生组织

植物通过在被称为"分生组织"的区域产生新细胞来生长。最重要的分生组织在植物的根尖、茎尖及叶片边缘。其他的分生组织可以使植物的茎变粗，或者产生形成花和果实的细胞。分生组织内的细胞是尚未分化的细胞。它们只有一层薄薄的细胞壁。有些分生组织会在植物的一生中不断地产生新细胞。其他的分生组织则是暂时的。植物激素可以控制分生组织的活性，进而控制植物的生长速率。

到20世纪70年代，科学家已经确认了5种植物激素：生长素、赤霉素、乙烯、细胞分裂素和脱落酸。最近，科学家又发现了一些新激素。有些植物激素具有特定的功能，而其他的激素对植物生长的很多方面来说也都是必不可少的。第43页的图表展示了5种植物激素的主要功能。其中的生长素和细胞分裂素参与调控了所有植物组织的生长。关于生长素、赤霉素和乙烯的作用则会在后文中进行描述。

激素和细胞

植物的细胞有着特定的功能。外侧的细胞令保护植物的其他部分。内部的细胞则会形成管道来运输水分和营养。一些植物的细胞会在其生命中改变它们的功能。激素控制植物细胞的功能及其改变的时间。

叶子的脱落就是一个解释激素功能的很好的例子。当叶子从植物上脱落时，叶柄上的特殊细胞会发生改变，导致它们不再相连。被称为"生长素"的植物激素可以减缓这种改变，使得叶子可以在植物上待得更

植物激素起到信使的作用。它们可以让植物的根向下生长，茎向上生长。

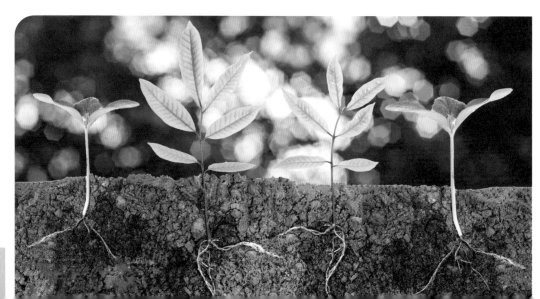

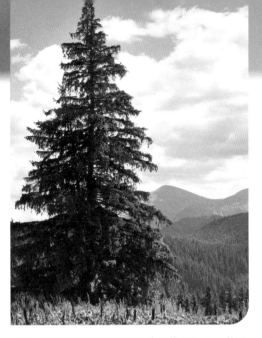

这些杉树的圆锥形形状是顶端优势的结果。植物的最顶端会比侧枝长得更快。

什么是植物激素

"植物激素"一词是否就是可以正确描述那些控制植物生长的化学物质的词呢？20世纪80年代，植物生物学家托尼·特里瓦弗斯（生于1939年）提议，将"植物激素"改为"植物生长物质"。他认为，植物激素和那些只有少数几种功能的动物激素有着本质区别，植物激素的功能要多得多。以生长素为例，它不仅可以和其他激素一起控制植物的生长及对重力和光照的反应，还可以决定特定种类细胞的功能。虽然很多科学家仍在使用"植物激素"这一术语，但是我们不应该将植物激素和动物激素混为一谈。

久。另一种被称为"乙烯"的植物激素则会促使细胞彼此分离，使得叶子更早地脱落。

激素和植物形状

植物主干顶端的分生组织会比任何一个分支都长得快得多。这种现象被称为"顶端优势"。它是很多植物呈现出圆锥形的原因。在寒冷地区生长的树木尤其如此，如针叶树。

主干之所以占据优势，是因为它可以产生生长素，而生长素可以抑制或减缓其他茎（分支）的生长。如果主干被破坏或失去顶端，它的分生组织就会被摧毁，其他分支就可以长得更快。其他激素在这个过程中同样发挥着作用。细胞分裂素可以促进细胞分裂。如果你对某一个分支使用细胞分裂素，它就会无视主干产生的生长素，并快速地生长。

植物激素和它们的作用

植物激素	主要作用	例子
脱落酸	应激反应	对水分胁迫（干旱）、受伤及疾病做出反应
	种子休眠	阻止种子在离开母体之前萌发
生长素	生长	增加茎和根的长度，对光照和重力做出反应
细胞分裂素	细胞分裂	促进叶片、根和茎的生长
乙烯	果实成熟	促进香蕉、苹果和番茄这类水果的成熟
	叶片掉落	
赤霉素	对生长的控制	影响植物的最终高度并促进植物开花

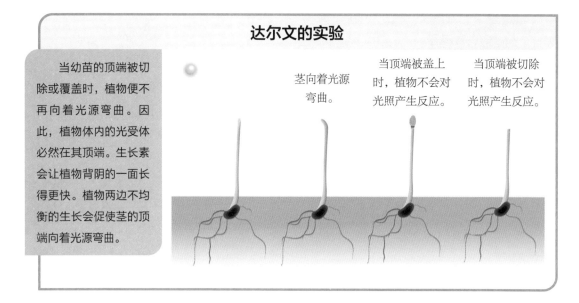

达尔文的实验

当幼苗的顶端被切除或覆盖时，植物便不再向着光源弯曲。因此，植物体内的光受体必然在其顶端。生长素会让植物背阴的一面长得更快。植物两边不均衡的生长会促使茎的顶端向着光源弯曲。

茎向着光源弯曲。

当顶端被盖上时，植物不会对光照产生反应。

当顶端被切除时，植物不会对光照产生反应。

激素和弯曲

19世纪70年代，英国博物学家查尔斯·达尔文（1809−1882年）和他的儿子弗朗西斯（1848−1925年）一起研究茎是如何向光生长的。他们发现，当金丝雀虉草的幼苗在只有一边有光的条件下生长时，幼苗会朝着光生长。这种现象被称为"向性"。向性是一种会靠近或远离光照和重力等刺激的生长反应。

当达尔文切除或盖上幼苗的顶端时，幼苗就不再会趋光生长。植物在茎的顶端有一个光受体（对光敏感）。光受体可以感应光源，通常是太阳光。生长素会让植物背阴的一面生长得更快，从而导致幼苗向着光源的位置弯曲，这种现象被称为"向光性"。生长素同时也控制着根的向性。根会朝着重力的方向（通常是向下）弯曲。植物体内重力感应细胞被称为"平衡细胞"，重力的受体是其中的一系列较重的分子。

如今，我们会使用被基因修饰过的、失去正常生长反应的植物来研究向性。这些研究帮我们找出了植物体内监测光照和重力的部分，也表明了生长素控制生长的方式。我们甚至在不同航空器中进行了类似的实验，以探究植物对零重力空间飞行的生长反应。

激素和果实成熟

植物激素乙烯是一种气体。20世纪早期，人们发现，如果使用焦炉加热过的货车运输香蕉，香蕉会相当快地成熟；而如果使用利用电力加热的交通设备，则不会出现上述现象。焦炉可以产生乙烯气体，而电力加热设备则不会。

乙烯会加速一些水果的成熟。这些水果包括香蕉、苹果、梨和番茄。结果的植物会天然地产生乙烯。乙烯保证了果实在同一时间成熟。这是因为成熟的果实可以产生乙烯，而这些乙烯可以加速其他果实的成熟。因此，果农会在运输香蕉的过程中严格地控制乙烯的浓度，以保证水果刚好在上市之前成熟。

长日照和高大的植物

很多植物会感知日照时间的长短，并对之产生反应。卷心菜就是一个很好的例子，当昼短夜长时，卷心菜会长出靠近地面的叶子，这就是我们在超市中可以买到的那种卷心菜。当昼长夜短时，卷心菜就会长高并产生花柄。园丁把这种现象称为"抽薹"（也可写作"抽苔"）。赤霉素是控制抽薹的植物激素。植物会在长日照的条件下产生更多的赤霉素，之后就很可能会抽薹。

基因工程

植物生物科技公司要生产大量遗传物质相同的植物（克隆）。有些植物会被进行基因改造以实现新的功能。有些植物则是一个特别有益的植物的复制品。在一个被称为"微繁殖"的过程中，一小块植物会被放进一个包含营养物质和激素的无菌容器中培养。可以被微繁殖的植物包括土豆、兰花、香蕉和树木。如果植物在基因改造中被加入了外源的基因，那么所有的克隆体都会拥有这个新基因。微繁殖对于商业生产基因改造的作物来说非常必要。

被加入外源基因的作物可以抵抗除草剂（杂草杀手），所以农民可以使用新的手段来控制杂草的生长。植物还被改造出可以抵御科罗拉多马铃薯甲虫这类昆虫侵害的能力。科学家还可以通过给植物加入基因的方式来帮助植物抵御严酷的环境或者利用植物生产有用的抗生素。

无籽葡萄

通常情况下，葡萄中的种子会产生赤霉素，它可以催化果实的发育。如果种植者在葡萄藤上喷洒赤霉素，那么长出的果实就不含有种子。种植者还可以用蒸汽包围葡萄藤，以杀死那些从根部获取糖分和激素的细胞。之后，果实就可以利用多出来的糖分和激素来使自身长得更大、更多汁。

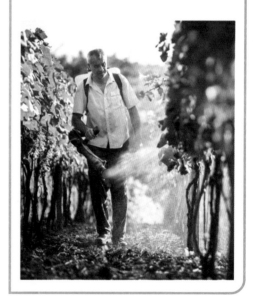

科学词汇

除草剂：可使杂草彻底地或者有选择地枯死的药剂。

激素：调控生物体内生命过程的化学物质。

分生组织：植物体内具有分裂和分化能力的细胞群，通常位于植物的根尖、茎尖及叶片边缘。

向性：靠近或远离光照和重力等刺激的生长反应。

繁殖和传播

植物繁殖和传播（增加自身数量）的方式多种多样。它们都是用来保证植物自身基因得以延续的手段。

繁殖保证了植物的基因（遗传信息）向后代的传递。这其中涉及种子或微型孢子的形成。孢子植物包括蕨类和苔藓。化石记录表明，通过孢子进行繁殖，最早出现在奥陶纪，距今已有 4.6 亿年。被子植物、针叶树及它们各自的亲缘植物则采用产生种子的形式进行繁殖。最早的种子出现的时间比孢子要晚得多，大概在泥盆纪末期，距今已有 3.6 亿年。

无性生殖

有些植物会通过无性生殖，也就是组织出芽的方式来产生孢子。一个孢子囊内会产生成千上万个孢子。当孢子囊裂开时，孢子就会被释放出来。因为它们体积过于微小，所以即使是最轻柔的空气流动，也可以将它们带离母体。当这些孢子降落到合适的栖息地时，它们就会萌发（发芽）并长成配子体。配子（生殖细胞）形成、融合，并进入孢子体阶段，之后又会产生新的孢子。

有性生殖

植物的有性生殖和动物的有性生殖类似，都包含了雄性和雌性生殖细胞的融合。植物体内拥有正常数量染色体的细胞是由两个生殖细胞融合而成的。花粉粒中含有雄性生殖细胞，而胚珠中含有雌性生殖细胞。两个生殖细胞各自有一半数量的染色体。大部分动物可以移动、寻找交配对象，以及选择

金发藓的孢子囊中含有大量微小的孢子。图中所示的就是这种植物的生殖结构。孢子会在孢子囊打开的时候迸发出来，并最终长成新的植物。

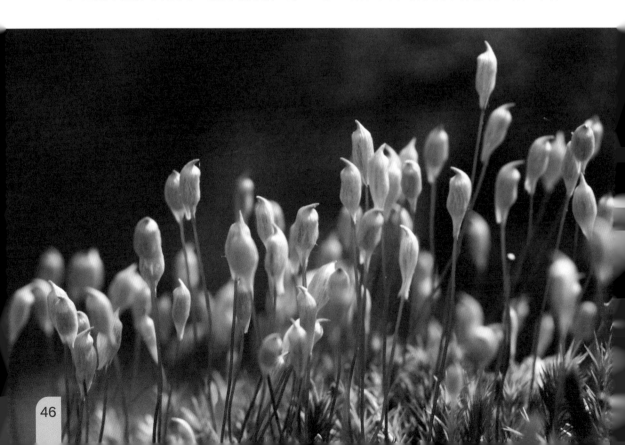

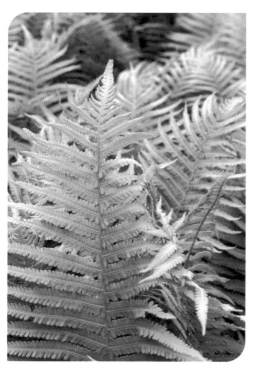

掌叶铁线蕨拥有如图所示形状的叶子。蕨类拥有较为复杂的生命周期。它们会通过孢子进行繁殖。

什么是物种

分类学是根据生物之间的类似特征将动植物及其他生物归入不同类群的学科。物种是分类学的基础单元。物种最常见的定义是一群无法与另一群体中的个体进行繁殖并产生可育后代的生物。所以，猎豹、知更鸟和人类都是独立的物种。

尽管这个定义对大部分动物来说比较适用，但其对植物的适用性就没有那么强了。两个不同物种的植物有时可以产生后代。它们的后代被称为"杂种"，并且通常是可育的。在之前提到的物种定义中，它们应该不能如此才对。

植物中存在大量跨越物种边界的杂交。比如，目前部分种类的商用棉花，就是多种不同的棉花偶然杂交的产物。有些杂种甚至是由两个亲缘关系很远的植物物种杂交产生的。俄罗斯植物学家卡尔佩琴科（1899-1941年）曾将卷心菜和萝卜杂交在一起。杂交产生的植物并没有被用于商业用途，因为它有着萝卜的叶子和卷心菜的根。科学家一致同意，对于不同种类的植物，我们需要重新定义物种。

合适的栖息地来使后代顺利长大。植物不可以移动，所以它们在风力、水力或者动物的帮助下将雄性生殖细胞（存在于种子植物的花粉内部）运到被称为"柱头"的雌性受粉区域。

绝大部分动物是单一性别的，而绝大部分植物则是雌雄同株的。它们既可以行使雄性功能，也可以行使雌性功能。有些植物的单个植株会在不同的分支上长出雄性和雌性生殖器官。有些则具有雄性单株和雌性单株。它们被称为"雌雄异株植物"。菠菜、冬青和银杏都是雌雄异株植物的代表。

花粉的传播

种子植物将雄性部分产生的花粉传播到雌性部分的过程被称为"授粉"。对于大部分非被子植物，以及部分如草类这样的被子植物来说，授粉通常是利用风力完成的。这样的方式被称为"风媒授粉"。

少数水生的被子植物会使用类似的方式进行授粉。它们会利用水流，因而它们授粉的方式又被称为"水媒传粉"。大概有80%到90%的被子植物利用动物来将它们的雄性花粉运输到另一株植物的柱头处。这些动物授粉者种类繁多，包括蜜蜂、苍蝇、甲虫、蝴蝶、蛾类、蝙蝠、鸟类和蜥蜴。

小试牛刀

营养生殖

　　很多植物会进行有性生殖。这意味着一株植物的花粉会使另一株植物的胚珠受精。很多植物也会进行无性生殖。植物中的无性生殖又被称为"营养生殖"。营养生殖会产生和母体完全相同的新个体。后代其实就是母体的克隆体。许多室内植物，如天竺葵，可以利用小段的茎来进行营养繁殖。镜面草则可以从一小片叶片中轻易地长出一个完整的个体。

1. 用湿润的盆栽土填满一个小花盆，并将一段大概2.5厘米长的天竺葵的茎插入土中。

2. 准备另外一个花盆，同样填上湿润的盆栽土，将镜面草的叶子轻轻地压入土中。

3. 把花盆放在窗台上，避免阳光直射。天竺葵的茎及镜面草的叶子都会在一到两周内长出根部，随后长出新的叶子。

草莓可以进行营养生殖。老植株会产生匍匐茎，它上面会长出根部。老植株会通过匍匐茎来给新植株提供食物，直到新植株完全长成。

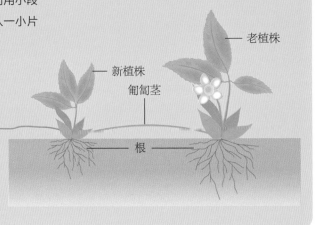

老植株
新植株
匍匐茎
根

　　所有利用动物进行授粉的花都有着十分类似的特征：它们会通过鲜艳的颜色和浓烈的气味来吸引动物。动物会将这些特征和奖励关联在一起。奖励通常包括蜜汁（甜味的液体）或富含蛋白质的花粉。在采集蜜汁的过程中，动物会不断地碰触花中的花药。

　　花药是植物雄性生殖器官的一部分。它们位于非常细的长柄末端。花粉就存在于花药中。当动物的身体掠过花药时，花粉会附着在动物的身体上。当动物在同一种植物的另一朵花中采蜜时，它的身体会接触到柱头。在这个过程中，花粉就完成了从花药到柱头的转移。这些运输花粉的动物被称为"传粉者"。植物和传粉者的关系被称为"互利共生"，因为它们各自从对方那里得到了好处。

受精

　　无论以何种方式进行传播（如风力、水力或者动物的运输），花粉最终都会附着到柱头上。之后每一个花粉粒都会长出长长的花粉管。花粉管沿着花柱向内部生长。花柱是连接柱头和子房内胚珠的结构。胚珠最终会受精。花粉管的生长受到胚珠产生的化学信号的指引。当到达胚珠时，它会沿着胚珠的开放区域（被称为"珠孔"）进入胚珠内部。在胚珠中，一个雄性生殖细胞会与雌性生殖细胞的细胞核融合，这就是植物的受精过程。植物受精的原理和动物雄性精子与雌性卵子的相遇是一致的。

　　融合后的花粉及胚珠会产生单个受精的细胞，被称为"合子"。这个细胞会不断分裂，并最终在种子内部形成一个不断发育的胚胎。在这个过程中，亲本植物会照顾种子，并为种子提供水分、矿物质和能量。当种子成熟时，它会逐渐摆脱亲本植物，最终成为一个独立的个体，为之后在外面的世界中独自成长做好准备。种子开始长出芽和根时，就是我们所说的萌发或发芽了。有些种子在萌发前需要长期暴露在严寒中，这个过程被称为"春化"。春化保证了种子会在严酷的冬季过去之后再发芽。其他种子则对光照较为敏感，它们需要暴露在阳光中或者被埋入地下隔绝光照后才会萌发。

周期

当种子发芽时，它的茎会向着光亮处快速地向上生长。如果幼苗在疾病、食草动物及严酷天气的威胁下存活下来，那么它们最终会达到可以进行繁殖的大小，并开始新

蜂鸟在利用自身的长喙采集花蜜的过程中为花授粉。当蜂鸟采集花蜜时，花粉会黏附到它的喙上。如果这只鸟之后将它的喙插入同一种植物的另一朵花中，那么花粉会从鸟喙上脱落，进入另一朵花中，授粉的过程便完成了。

一轮的完整周期。一些植物在萌发几个月后就能成熟。繁殖之后，它们便会死去。这些植物被称为"一年生植物"。还有些植物会持续生长两年，然后繁殖并死去。这些植物被称为"两年生植物"。

有些植物只会结一次果，但可能需要长达30年的时间来达到性成熟，它们被称为"单次结实植物"。它们会在产生种子后死去。瓶蓟就是单次结实植物的典型例子。它们生长于五大湖区的沙丘之中，是一种濒危植物。大部分植物需要1~100年的时间来达到性成熟，之后它们差不多每年都会进行繁殖，这类植物被称为"多年生植物"。

世代交替

植物通过种子繁殖和通过孢子繁殖虽然有些不同，但也有一个重要的共同点：两种方式都包含了世代交替的过程。这意味着，这些植物的生命周期中存在两个截然不同的阶段。

在单倍体阶段，细胞只有一组染色体。染色体是生物细胞内包含基因的部分，可以

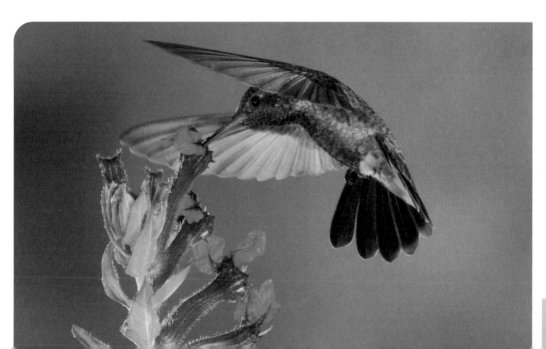

控制动植物颜色和形状等生理特征。在二倍体阶段，细胞会有两组染色体。被子植物生命周期中的单倍体阶段主要表现为花粉中包含的雄性生殖细胞，以及胚珠中包含的雌性生殖细胞。

种子传播的策略

植物采用多种不同的方式来保证它们的种子可以被传递到亲本植物生活范围以外的区域。种子经常被包裹在如黑莓和山楂这样拥有亮丽颜色和甜美果肉的果实之中。

很多种类的动物会被这样的果实吸引，因为这是它们重要的食物来源。动物会吞下果实、消化果肉，并将无法消化的种子随粪便排出体外。这些动物可以将种子带到离亲本植物很远的地方。

还有些植物拥有很黏或带有细钩的种子。包括哺乳动物（如鹿）在内的许多动物以另外一种方式携带这类种子。这类种子会附着在它们的毛皮上，随它们旅行一段时间后才掉落。猪殃殃（茜科植物）和鬼针草（菊科植物）都是通过这种方式进行传播的。

蒲公英的种子具有降落伞状的结构。所以当风吹过的时候，蒲公英种子会从母体上脱落，漂浮于空中。枫树的种子同样通过风力来进行传播。它们拥有翅膀状的结构，可以飞离枫树。像野豌豆这样的植物，拥有可以爆裂的种荚。种荚的爆裂会将种子弹射到数米之外。种子一旦发现自身处在合适的栖息地，就会开始吸收水分、萌发并长出新的植株。

花的结构

一些植物既有雄花，又有雌花。还有些植物的花（如右图所示）兼具雄性和雌性部分。雄性部分被称为"雄蕊"。花药携带花粉。花粉随时可以被风吹走，或附在动物身上被带走。雌性的部分被称为"雌蕊"。同一物种另一朵花的花粉会降落在柱头上。每一个花粉粒都会在花柱内长出花粉管。雄性生殖细胞会沿着花粉管移动到子房中，并在那里使胚珠受精，从而产生种子。萼片支撑整个花的结构，而花瓣则起到引导动物前来授粉的作用。

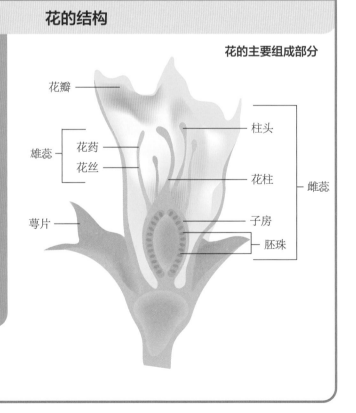

花的主要组成部分

花瓣

雄蕊
花药
花丝

萼片

柱头

花柱

子房

胚珠

雌蕊

不同植物在一年的不同时段开花

特定种类的植物会在一年中的特定时段开花。比如，雪钟花一般会在冬天出现，紫罗兰和水仙花则在初春盛开，美人蕉在夏末开花，而紫菀则在秋季开花。为什么不同的植物会在一年的不同时段开花呢？原因在于它们需要吸引尽可能多的授粉者，同时规避其他物种的竞争。

像野生耧斗菜这样的林地植物，通常会在长出叶子之前就开花。它们之所以这样做是因为它们需要尽可能多的阳光来培育花朵。

科学词汇

世代交替： 在植物生活史中，有性世代（配子体世代）与无性世代（孢子体世代）有规律地相互交替的现象。

花药： 花丝顶端膨大的囊状体，是雄蕊的重要组成部分，也是产生花粉粒的部位，通常由4个花粉囊组成。

雌蕊： 花的雌性生殖器官，包含柱头、花柱和子房（包含卵细胞的结构）。

染色体： 细胞核内含有DNA的结构。

雌雄同株： 雌花和雄花着生于同一植株上的现象。

二倍体： 拥有两组染色体的细胞或生物。

受精： 雄性和雌性生殖细胞的融合。

果蝠可以帮助传播它们食用的果实中的种子。种子会随着它们的排泄物传播到远离亲本植物的地方。

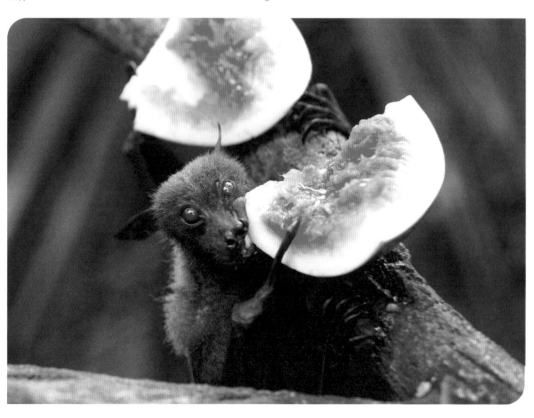

植物和人类

植物和人类的关系开始于很久以前，并且非常紧密。人类利用植物叶片、种子和根部提取物的方式十分多样。

土豆、水稻和玉米这类植物为我们提供了食物。毛地黄这类植物为我们提供了药物。木头作为最重要的植物产物之一，数千年来一直被用来建造房屋或作为燃料使用。我们还可以从棉花和麻类植物的茎、叶及种子穗中获取纤维，制成布、线及绳索。还有数百类其他植物产品，其中就包括了清漆、染料和橡胶。

农业的起源

在数千年的岁月中，世界各地的人们通过猎杀野生动物或者采集果实、块茎和种子的方式来获取食物。大约一万年前，人类开始收集、播种像小麦和水稻这样的野生植物的种子。它们可以在美索不达米亚（现今的伊拉克）、印度河谷（现今的巴基斯坦）、中国和古埃及这样的地方很好地生长。人们从此不再为搜寻食物而到处游走，开始在固定的地点居住。随后，农业就扩散到了世界各地，逐渐改变了过去狩猎采集的生活方式。

再后来，农民发明了灌溉系统，并开始利用牛这样的动物来帮助犁土。美洲地区在近乎相同的时间里独立发展出了类似耕种作物的行为，只不过他们耕种的是不同的作物，如玉米和南瓜。

提供食物的植物

植物提供了人类所有的食物。它们既可以通过作物来直接提供食物，也可以通过食草类动物来间接提供食物。在过去数千年的时间里，人类驯化（为人类使用而进行的培育）了上百种可食用的植物。不过，如今世界范围内所有食物的四分之三，是由区区十二种植物提供的。这些重要的植物，要么是小麦这样的草类，要么是土豆这样的块茎类。

灌溉使在不适宜耕种的地区大量种植作物成为可能。

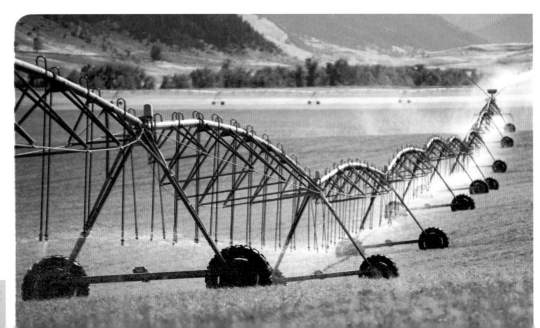

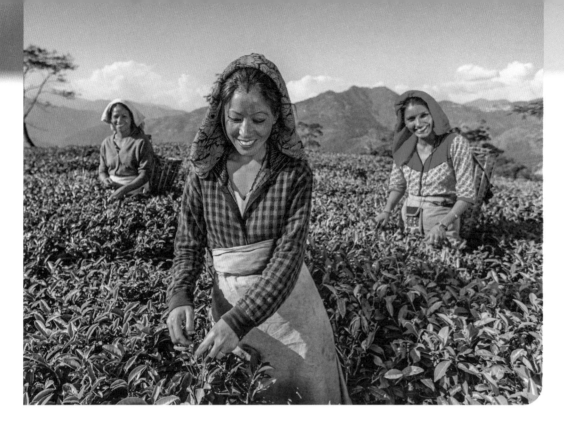

我们的饮食结构之所以如此简单，是因为这些主食类作物都是最早被驯化的一批植物。人类选择并培育了其中最好的个体。如今，这些品种产量更高，种植难度也比那些野生的植物株系低。

主食类作物有几个共同特征：成熟迅速，可以产生大量的食物；无毒且含有足够的淀粉；易于种植且生命周期内不存在休眠期；易于收获。打个比方，一种草类植物只

茶农收集茶树的叶子，之后进行处理。茶中含有一种被称为"咖啡因"的药物。咖啡因是一种兴奋剂。

小试牛刀

种植属于你自己的植物克隆体

试试利用切割的方式来克隆一株植物吧。取一小段柳树或杨树的树枝，最长不要超过30厘米。小心地将树枝从主干上剪下，将其放置于水中。保持树枝下面三分之一的部分在水面之下。大概一周之后，树枝会长出根部。然后，你可以把这株植物克隆体插入潮湿的盆栽土壤中，观察它长成一株新植物的过程。

对树木的需求

在数千年的时间里，人们砍伐树木为农业和建筑腾出空间。林地面积的减少，导致了严重的环境问题，尤其是在热带地区。暴雨冲刷热带地区的土壤，使它们快速地失去营养元素。只要几年的时间，土壤就会变得贫瘠，不再适于耕种。热带地区如果失去森林的覆盖，就会变得越来越干燥，最终会成为几乎没有植物存在的沙漠。

过去曾经有文明因为过度伐木造成环境破坏而消失。欧洲探险家在踏足太平洋中的拉帕努伊岛（复活节岛）时发现，整个岛屿处于一种崩溃的状态。这是因为岛上几乎所有的树木都被砍伐殆尽。有些树被用作滚轴来将巨型石像摆放到位。尽管有着这样的教训，但地球上人类对于树木的砍伐仍然处于加速状态。

有在满足被农夫收获之前种子不会自行掉落这一条件，才可以成为作物。

必不可少的主食

最重要的主食类作物包括水稻、小麦和玉米。这些作物原本只在野外环境中生存，并且生命周期较短。在农业的初始阶段，人类开始选择产量最高的品种，小心地保存它们的种子，以在来年播种时对作物进行改良。

现代作物的出现，离不开几种野生小麦的贡献。比如，现在常见的普通小麦，就是几种不同小麦杂交并经过人工筛选的产物。在过去的数百年里，我们总共培育出了超过2.5万种不同的小麦品种。它们有着不同的用途，可以适应不同的气候和土壤。

水果类作物

大部分主食类作物是在适宜的季节利用种子或块茎重新生长出来的。水果的情况则不同。果树的丰收可以持续很多年。为了增加产量，人们会从现有高产果实的树上切下枝条，将其固定到另一棵树的根部。这个过程被称为"嫁接"。嫁接后的植物会长成新的果树。新长成的果树拥有和母体完全相同的遗传物质，它就是一个克隆体。

这一点可以保证新植株拥有和母体一样的高产能力。除提升产量外，克隆对于香蕉这类水果类作物来说也是必不可少的，因为它们不会产生种子。

味道的提供者

人们使用多种多样的植物来给食物添

寻找香料

中世纪时不存在冰箱。人们通过腌制、干燥和烟熏的方式来保存食物。新鲜的食物很快就会腐烂变质。丁香（如右图所示）等香料可以为食物提味并掩盖馊味。这一点可以帮助维持冬天或者远洋航行中的食物供应。当时，欧洲的香料是从遥远的地方交易得到再运回来的，加之香料在食物处理中的重要性，因此香料的价格十分高昂。

香料及更快到达香料产地的航线，驱动着欧洲人在15和16世纪对于热带地区的探索。克里斯托弗·哥伦布（1451—1506年）发现新大陆的航行部分目的，就是寻找亚洲南部"盛产香料的岛屿"。

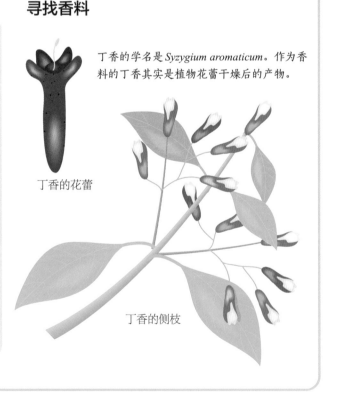

丁香的学名是 *Syzygium aromaticum*。作为香料的丁香其实是植物花蕾干燥后的产物。

丁香的花蕾

丁香的侧枝

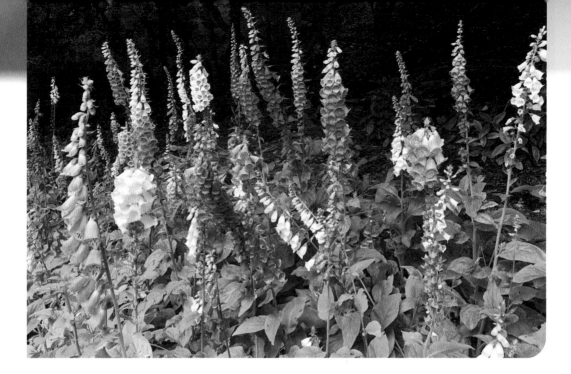

加味道、颜色或者令人愉悦的气味。这些植物被称为"香料植物"。香料植物包括薄荷、鼠尾草及香芹。大部分香料，如黑胡椒和香草，来源于热带植物的种子和果实。人们也会使用丁香的花蕾、肉桂的树皮及生姜的根茎作为香料。最名贵的香料——番红花，就是由从番红花花朵中采集的柱头做成的。

药用植物

使用植物来治病的历史可以追溯到数千年前。很多我们熟悉的药物最初来源于植物。现代的很多药物也含有植物的提取物。比如过去，头痛的人会通过咀嚼柳树皮来缓解症状。柳树皮中含有一种被称为"水杨酸"的物质，这也是阿司匹林的活性成分。一些有毒植物的提取物在小剂量的情况下也可以治病或起到麻醉（麻痹感觉及止疼）的作用。毛地黄本身含有毒性，但是它的提取物毛地黄强心苷却可以用来治疗心脏疾病。越来越多的植物的潜在药用价值被挖掘出来，比如，太平洋紫衫的树皮提取物就有助于治疗癌症，而热带的被子植物长春花则含

毛地黄在人类直接食用的情况下是有毒的，但它们仍然很有用处。因为它们含有一种被称为"毛地黄强心苷"的化学物质，该物质有助于治疗心脏疾病。

有可以对抗白血病的物质。到目前为止，我们只搞清楚了很少的几种热带植物的药用价值。这也是我们需要保护拥有高度生物多样性的热带雨林的原因之一。

消遣性药物

有些人会使用特定的植物提取物来转换心情。这些改变精神的药物具有成瘾性。这些药物包含大麻、麦司卡林、可卡因和鸦片。鸦片来源于罂粟花。它和它的精制形式——吗啡和海洛因可以缓解疼痛，同时也会影响大脑。海洛因是成瘾性最强的毒品。

有些植物衍生的消遣性药物是合法的，包括咖啡因、尼古丁和酒精。咖啡因是存在于数种不同植物中的化学物质。茶和咖啡都含有咖啡因。咖啡因可以刺激大脑，使其在相当长的一段时间内保持警醒。尼古丁存在于烟叶中。和很多来源于植物的化学物质相似，尼古丁在植物中起保护作用。对于那些

啃食植物的昆虫来说，它是一种很有效的威慑物。在16世纪欧洲探险家首次遇到烟草之前的数百年中，南美洲的土著一直吸食干燥后的烟叶。然而，吸食烟草每年都会导致数百万人死亡。除高成瘾性的尼古丁外，点燃的香烟和烟叶中还含有一些会引起癌症和其他病症的化学物质。酒精是在缺氧环境中酵母分解糖类的产物。这个过程被称为"发酵"。任何含有大量糖类的植物都可以用来制造酒精。大麦、小麦、黑麦和大米都可以用来制造啤酒和烈酒。葡萄则用来生产葡萄酒。很多植物经发酵后可制成各类饮品。比如，苹果可以用来生产苹果酒，土豆可以用来生产伏特加，墨西哥龙舌兰类植物可以用来生产龙舌兰酒。和烟草一样，喝酒也是可以成瘾的，并会毒害身体。过量饮酒会引发肝硬化等疾病。

其他的植物产物

不同种类的植物纤维被用来制造布料、细线和绳索。有些纤维来自植物的茎和叶，如大麻和剑麻，它们被用来制造绳索及其他麻制品。亚麻来源于亚麻类植物，可以用来制作衣物。

世界上最重要的纤维就是棉花。它是棉花种子上羽毛状的茸毛。1千克的棉花中包含大概2亿个种了茸毛。现在有数种原产于亚洲和美洲的棉花品种。人们使用棉花的历史可以追溯到数千年前。尽管棉花已经在很多方面被人造纤维所取代，但我们现在仍然在大量种植。

一些非木本植物，比如，生长于非洲沼泽中的纸莎草，可以用来生产纸张。纸莎草在古埃及时就被用来制作书写材料。古埃及人还会利用它们制造船只和编织篮子。

我们日常生活中还有很多其他种类的植物制品。橡胶是固化的乳胶。乳胶则是一种从热带橡胶树的树干中流出的奶状液体。树脂是清漆的基础成分。散沫花和崧蓝这样的植物则可以用来生产染料。椰油和棕榈油可以用来制作肥皂。化妆品中也含有很多植物提取物。地中海地区栓皮栎的树皮则经常被用来制作葡萄酒瓶的软木塞。

观赏植物

植物，尤其是植物的花，出于观赏的目的已经被培植数百年了。和农作物一样，很多被子植物都是上百年植物育种的产物。

木头带来的温暖

木头是所有植物产物中最有用的。它的用途很广泛，包括作为燃料用于取暖、烧饭，建筑房屋。19世纪50年代以前，木头还用于制造船只。木头主要由木质部细胞组成。它在装饰品中表现出的美感及乐器中的声学特性被人们长期称颂。木头本身十分坚固、轻便。保持干燥或者用特定化学物质处理可以避免木头腐烂。

这把吉他是用雪松的木头制作的。

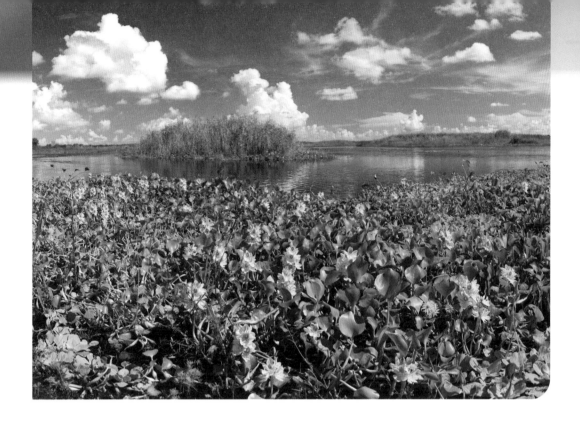

最早的玫瑰化石可以追溯到 3500 万年前，而人类对于玫瑰的培育始于数千年前。花在像婚礼和葬礼这样的仪式中往往有特殊的含义。有些植物有着特定的含义，比如，玫瑰代表爱情，橄榄枝代表和平。

植物的保护

人类的活动使某些植物变得十分稀少。因此，我们现在必须采取行动来保护它们，以防它们灭绝。它们都是地球丰富多彩的生命中的一部分。保护项目已经在世界各地开展。植物园中会种植稀有的植物。我们也会将植物的一部分，通常是种子，保存在冷库中。如果植物死去，我们就可以用这些种子培育出新的植物。未来，这些稀有的植物可能为不断增长的人类群体提供重要的食物和药物。

水葫芦是一种入侵物种。它在北美洲的水域中快速地扩散。

外来植物

过去很多植物被有意无意地带到了新的栖息地。有些植物因为不能很好地适应新环境而死去，还有些植物则在新栖息地扎根，并对当地的动植物产生很大的影响。比如，19 世纪晚期从巴西引入北美的水葫芦，会在池塘和河流的表面飞速地生长，并阻止氧气进入下方的水域，因此，水中的生物会因为缺氧而死去。当水中长有这些植物时，船只在其中行驶也变成了不可能完成的任务。人们被迫引入象鼻虫和飞蛾来对水葫芦进行生物防治。

科学词汇

农业： 利用动植物的生长发育规律通过人工培育来获得产品的产业。

真菌

它们会在一夜之间"凭空"出现。它们可以是树下或枯叶中五颜六色的"阳伞"，也可以是面包片上的绿色霉斑。真菌既不是植物，也不是动物，而是一种独立且丰富的生命形式。

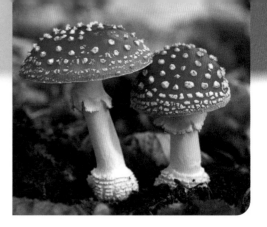

毒蝇伞是一种有毒的蘑菇。人类如果误食了毒蝇伞，便会产生幻觉和病痛。

真菌在地球上存在的时间至少和植物相同。目前尚存的真菌种类超过30亿种。它们是重要的分解者。没有它们，我们的世界可能是落叶和动植物残骸的海洋。真菌利用它们的消化液（酶）来分解食物，之后再吸收分解后的产物。大部分真菌以动植物及其他生物的残骸为食。有些真菌是生活在包括人类在内的动植物体表或体内的寄生物。它们可以导致各种各样的疾病。

什么是真菌

真菌的可视部分，如森林中的伞菌或者食物上的霉斑，被称为"子实体"。

在子实体的下方，真菌的主要部分会继续生存并生长，利用可用的食物来源不断地产生更多的子实体。

真菌身体的主要部分由细长无色的菌丝组成。很多菌丝聚集在一起形成被称为"菌丝体"的网络。菌丝体使真菌拥有了巨大的表面积，可以更好地吸收营养。有些真菌已经存活了数百年。它们地下的菌丝体可能长达数千米。如果从腐烂的木头上剥下一块树皮，你可能会在树皮下发现一个由真菌

不同的形状和大小

蘑菇和支架真菌有不同的形状和颜色。伞菌会在它们菌盖下的放射形菌褶中产生孢子。多孔菌和牛肝菌则会在竖直的管道状结构中产生孢子。坚硬的菌盖可以保护发育中的孢子免受雨水的伤害。

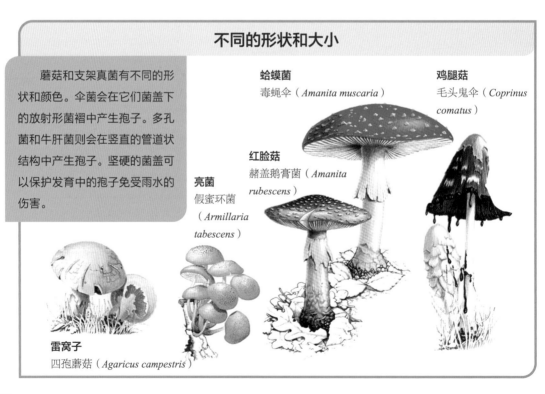

蛤蟆菌
毒蝇伞（*Amanita muscaria*）

鸡腿菇
毛头鬼伞（*Coprinus comatus*）

红脸菇
赭盖鹅膏菌（*Amanita rubescens*）

亮菌
假蜜环菌（*Armillaria tabescens*）

雷窝子
四孢蘑菇（*Agaricus campestris*）

菌丝组成的紧密的白色垫状结构。

真菌细胞和植物细胞不同，它们细胞壁的组成成分不是纤维素，而是甲壳质（壳多糖）。甲壳质同样也是覆盖昆虫和甲壳动物身体的坚硬物质。大部分真菌没有单独的细胞，细胞之间的隔膜也是不完整的，细胞质可以从菌丝体的一处流动到另一处，起到运输营养和化学物质的作用。完整的隔膜只会在繁殖的时候形成，它会将生殖器官分离出去。

真菌通过孢子来进行繁殖。蘑菇、支架真菌及五颜六色的霉斑都是产生孢子的结构。根据这些器官的不同特质，我们将真菌分为三个不同的门（见右图）。

霉菌

霉菌会产生网络状的丝状菌丝，菌丝内不存在分隔细胞的细胞壁。菌丝分枝上的小簇（假根）可以起到小型根的作用。这些纤巧的菌丝在产生五颜六色的孢子之前，往往不会引起人们的注意。当霉菌开始产生孢

到处分布的孢子

哪怕最轻微的空气流动也可以帮助孢子旅行很远的距离。有些被小麦锈病菌感染的玉米穗可以一次释放上百亿个孢子。人们甚至可以在北极高纬度地区发现锈病菌孢子。这些区域距离最近的农场有数千千米远。

世界上繁殖能力最强的真菌是树舌灵芝。它们每年可以产生 5.4 万亿个孢子，相当于每秒钟释放 35 万个孢子。单株真菌则可以存活至少十年。真菌的孢子散布在我们的周围。

真菌的三个门

真菌根据有性生殖时产生孢子的方式分成三个主要的门。接合菌（霉菌）会产生拥有较厚细胞壁的接合孢子。子囊菌（盘菌）拥有圆柱形的孢子囊，该结构被称为"子囊"。担子菌（蘑菇和支架真菌）则会在球杆状的担子中产生孢子。

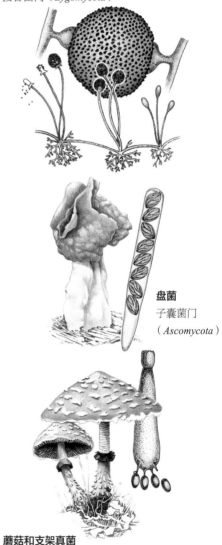

霉菌
接合菌门（*Zygomycota*）

盘菌
子囊菌门
（*Ascomycota*）

蘑菇和支架真菌
担子菌门（*Basidiomycota*）

子时，包含这些霉菌的食物就变质了。产生孢子使霉菌可以快速繁殖。我们吸入的空气里就含有这些微小的生命。黑根霉的孢子甚至可以一路飘散到北极这样遥远的地区。有些霉菌寄生于植物、动物、藻类和其他真菌中。它们的孢子会通过进行呼吸的小孔（气孔）或者伤口进入宿主的体内。一旦进入，菌丝就会四处生长，分解组织并吸收其中的营养，直到宿主体内被菌丝填满。之后，球棒状的生殖器官会从宿主体内长出，伸入空气中，并开始产生孢子。

大多数霉菌以腐烂的植物为生，因此它们是很有价值的分解者。很多霉菌和植物的根形成了特殊的合作关系。它们会形成菌根，为植物提供养分。

形成蘑菇的真菌

蘑菇及它的同类——担子菌，是进化程度最高的真菌。它们在林地及其他生物栖息地中发挥着至关重要的作用，这是因为它们可以分解植物的残骸，使其中的必要元素返回土壤中，以滋养下一代乔木、灌木和草本植物。蘑菇的主要部分是纠缠在一起的细丝状菌丝。菌丝埋藏于地下，可以生存几十年甚至上百年。当条件适宜时，菌丝就会产生子实体。有些蘑菇在气候足够湿润的情况下每年都产生子实体。在热带地区，温暖潮湿的气候十分适合真菌生长，它们全年都会进行繁殖。

奇怪的伙伴关系

地衣是真菌和蓝细菌或者绿藻的共生体。地衣中的真菌通常属于子囊菌门，偶尔也可以属于担子菌门或接合菌门。同一块地衣中最多可以包含五种不同的真菌、藻类和蓝细菌。藻类（或蓝细菌）会为真菌提供糖分及其他由光合作用生成的养分。地衣中的一些蓝细菌由于自身的固氮能力，还可以提供含氮化合物。

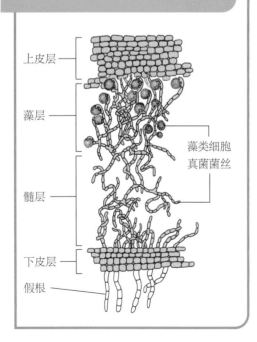

上皮层
藻层
藻类细胞
真菌菌丝
髓层
下皮层
假根

蘑菇产生孢子的部位是子实体下方的一层组织。伞菌会通过产生一系列的菌褶来增加这层组织的面积。下图所示的是乳牛肝菌，这样的多孔菌会产生一系列孔洞来增加面积。

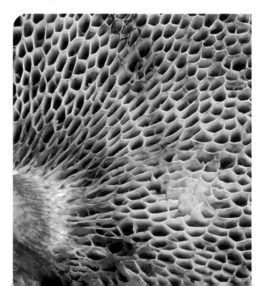

蘑菇的生命周期

蘑菇的菌丝体没有明显的雌雄之分。正（＋）负（－）交配菌株之间只有微小的生化差异（1）。当不同菌株的菌丝相遇时，它们会融合（2），并产生包含两方细胞核的新菌丝（3）。为了保证之后每一部分都拥有一个母本的细胞核及一个父本的细胞核，真菌会形成被称为"钳状联合"的结构（4）。当细胞分裂开始时，细胞的一端会长出喙状突起。两个异质核（来自不同亲本的细胞核）同时分裂。在其中一个细胞核分裂区域附近会形成新的细胞壁，并将两个子细胞核分开。另一个细胞核的其中一个子细胞核会进入突起中。突起会不断生长，往回弯曲，并最终与细胞的另一端融合。子细胞核可以沿着突起进入

细胞的另一端。之后，突起中会形成新的细胞壁，将两个子细胞核分隔开。最终一些菌丝会共同生长，并聚集成巨大的子实体（5）。子实体会迅速长大并最终形成成熟的蘑菇（6）。蘑菇菌盖下方的菌褶覆盖有产生孢子的特殊菌丝，又被称为"子实层"（7）。在菌丝的顶端有被称为"担子"的细胞。每一个担子都含有两个单倍体细胞核（8）。它们会进行融合（9），受精过程发生。合子会经历减数分裂（10），染色体数目减半。子细胞核移动到菌丝顶端的小囊中（11，12），被坚硬的外壳覆盖，被称为"担孢子"（13）。这些担孢子通过空气传播（14），萌发（15）出新的单倍体菌丝体。

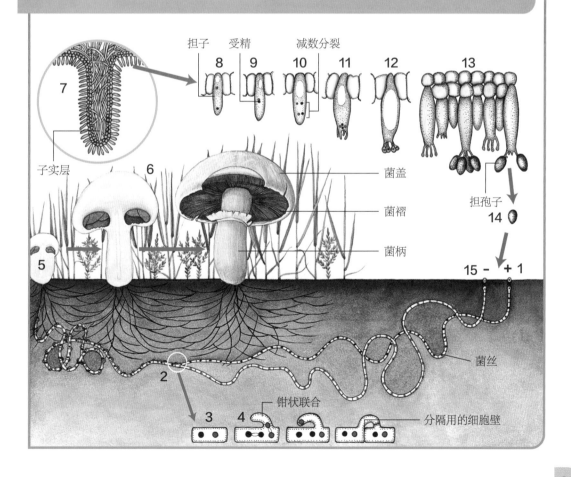

神奇的蘑菇

蘑菇经常会在一夜之间"凭空"出现，之前我们可能完全看不见蘑菇生长的迹象。在我们看到蘑菇之前，子实体会在地下形成一个微小且紧密的结构。只有在子实体开始非常迅速地生长后，我们才能看到它们。这种快速生长是利用细胞吸水来实现的细胞伸长。我们将这种生长称为"雨后春笋般的生长"。和大部分真菌一样，蘑菇和支架真菌都可以通过简单的分裂来进行繁殖。菌丝体的一部分会从母体中分离，并独立长成新的个体。

精细的调整

大部分真菌会被动地将孢子散播到空气中。蘑菇和支架真菌可以长得很长，以保证自身孢子的顺利传播。菌柄会逆着重力的方向生长，将菌盖托举到真菌生长区域的上方空气中。菌盖可以沿着与重力方向成一定角度的方向伸展开来，菌褶和菌孔就可以正好处于竖直的方向，以保证孢子可以向下笔直地落入空气中。菌褶会朝着顶端的方向（向下）不断变细，从而减少孢子在下落过程中附着到菌褶上的风险。

子囊菌的子实体

子囊菌的子实体种类繁多。猩红肉杯菌的子实体具有开放的杯状结构。羊肚菌的子实体是圆形的。毛舌菌的子实体则具有狭长的颈状结构。

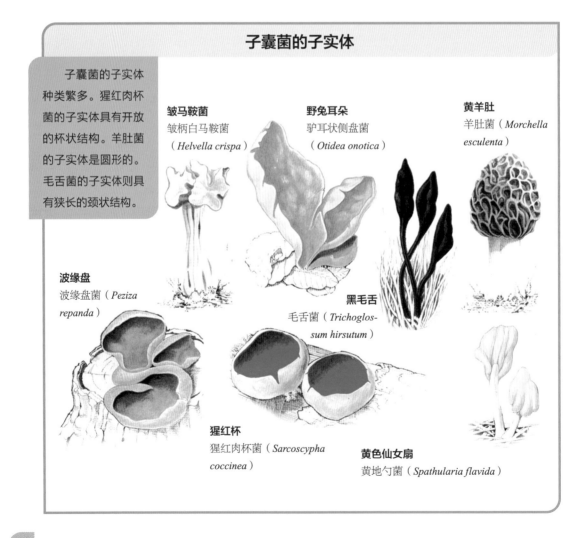

皱马鞍菌
皱柄白马鞍菌
（ *Helvella crispa* ）

野兔耳朵
驴耳状侧盘菌
（ *Otidea onotica* ）

黄羊肚
羊肚菌（ *Morchella esculenta* ）

波缘盘
波缘盘菌（ *Peziza repanda* ）

黑毛舌
毛舌菌（ *Trichoglossum hirsutum* ）

猩红杯
猩红肉杯菌（ *Sarcoscypha coccinea* ）

黄色仙女扇
黄地勺菌（ *Spathularia flavida* ）

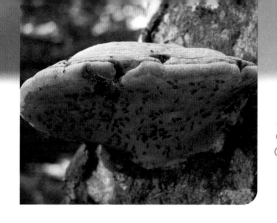

特殊的伙伴关系

大部分蘑菇是无害的，有些甚至大有用处。有些蘑菇会以一种特别的被称为"菌根"（*mycorrhizae*，来源于希腊语，意为"真菌的根"）的结构和树木、兰花及其他植物联结在一起。真菌会在林地表面的腐叶和土壤中生存。它们接触到周围树木的根时，便会在根表面覆盖一层自身的组织，并在根部细胞之间散布菌丝。真菌会吸收植物体内通过光合作用产生并被运输到根部的糖分。树木则不再产生细小的根毛来吸取养分，而是利用这些真菌来为自己从土壤中获取水分和矿物质。由于真菌菌丝体的扩散范围要比植物的根系广得多，因此和真菌的合作可以帮助植物从更多的土壤中获取养分。

锈菌和黑粉菌

锈菌和黑粉菌都是非常小的寄生性真菌。它们可以引起严重的植物疾病。因为它们微小的孢子可以快速地传播，所以它们可以破坏一大片区域的粮食作物。谷物尤其容易受到它们的攻击。这些真菌有着非常复杂的生命周期，并且会在数种植物中轮流寄生。比如，小麦锈菌就会在伏牛花中生活一段时间。我们可以通过杀死小麦作物附近生长的伏牛花灌木来控制小麦锈病。

苍蝇会被如图所示的黑木蹄层孔菌吸引。真菌的孢子可以附着在苍蝇的体表，也可以被它吃下并随着排泄物排出。两种方式都可以帮助真菌传播孢子。

子囊菌

子囊菌会在它们圆柱状的子囊中进行有性生殖，产生孢子。这种别具一格的特点也是它们被归类于子囊菌门的原因。最引人注目的子囊菌会在色彩亮丽的杯状子实体（被称为"子囊果"）中产生子囊。其他种类的子囊菌则会形成较小的棒状子囊果。其中一些子囊菌长得跟蘑菇很像。

子囊菌可能会引起斑点病和白粉病这类严重的病害，但它们也可能是某些重要药物的来源。像青霉素和链霉素这样的抗生素就来源于子囊菌。

孢子射手

大部分子囊菌的子囊可以吸水膨胀、炸裂并喷出孢子。一些子囊菌的子囊会向光弯曲。由于子囊菌孢子的生长空间只有一个小的开口，因此子囊炸裂并喷出孢子的行为可以保证孢子从孔洞中射出。

通常来说，所有子囊会在同一时间为炸裂做好准备。最轻微的碰触，甚至是一次呼吸，都足以让它们同时炸裂并喷出孢子。这种现象被称为"膨化"。

子囊菌会引起乔木和灌木的很多疾病。发病的主要症状通常是树叶、果实或树皮上形成各种颜色或深色的斑点（块状，含有孢子的菌丝）。黑腐病和白粉病都是由子囊菌造成的。

Books

Al-Khalili, Jim and McFadden, J. *Life on the Edge: The Coming of Age of Quantum Biology*. London: Black Swan, 2015.

Anders, M. *DNA, Genes, and Chromosomes (Genetics)*. Mankato, Mn: Capstone Press, 2019.

Brunelle, L. (ed). *Protists and Fungi*. Milwaukee, WI: Gareth Stevens Publishing, 2003.

Campbell, Neil A, Urry Lisa A, et el. *Biology: A Global Approach, Global Edition*. London: Pearson Education, 2017.

Dawkins, R. *The Blind Watchmaker: Why the Evidence of Evolution Reveals a Universe without Design*. New York: W. W. Norton, 1996.

Day, T. *Routes of Science: Genetics*. San Diego, CA: Blackbirch Press, 2004.

Howard, J. *Darwin: A Very Short Introduction*. New York: Oxford University Press, 2001.

Latham, D. *Ecology*. Chicago, IL: Heinemann-Raintree, 2009.

Llewellyn, C. *The Big Book of Bones*. New York: Peter Bedrick Books, 1998.

Loxton, D. *Evolution: How We and All Living Things Came to Be*. Toronto, CA: Kids Can Press, 2010.

Morgan, B. (ed). *Biomes Atlases*. Chicago, IL: Raintree, 2010.

Parker, S. *In Your Genes: Genetics and Reproduction*. Chicago, IL: Heinemann-Raintree, 2007.

Séquin, Margareta. *The Chemistry of Plants and Insects: Plants, Bugs, and Molecules*. London: Royal Society of Chemistry, 2017.

Sneddon, R. *Cells and Life: Cell Division and Genetics*. Chicago, IL: Heinemann library, 2002.

Ward, B. R. *Microscopic Life in Your Body*. North Mankato, MN: Smart Apple Media, 2004.